JN094944

これならわかる！

脳神経外科

看護ケアの

横浜新都市脳神経外科病院 監修・執筆
森本 将史 総監修

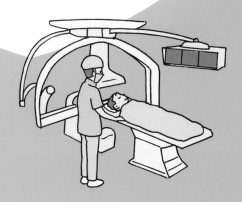

はじめに

　脳の病気において、看護師の役割は非常に重要です。たとえば、脳卒中で救急搬入された場合は、「治療時間の短縮」や「治療開始までの管理」など、医師と同様に看護師が中心に動かなければなりません。その一方で治療後においても、ベッドサイドで患者さんに寄り添う時間が長い看護師を中心に、リハビリ、栄養士、ソーシャルワーカーなどのチームスタッフ全員で患者さんをフォローしていくことが多いのです。

　脳外科専門病院の当院は「チーム新都市」を合言葉に、医師とコメディカルがone teamで患者を診ることを、とても大切にしています。看護師の実力を高めるために医師が講師となり、年間数十回と行うキャリアアップ研修、毎朝各病棟で入院患者さんの病態について講義するショート勉強会、手術前の症例検討会など、医師の負担もそれだけ大きいわけですが、一緒に学ぶことでチーム力が上がっていきます。

　今回、ナツメ社様のお声がけで、我々の取り組みを1冊の本にまとめる機会を頂き、日々の臨床現場で学んだことを当院看護師スタッフたちが項目ごとに整理して私が監修させていただきました。

　「わからないからちょっと調べたい」というシチュエーションで「読みやすく、わかりやすい」ことを主眼におき、イラストや写真を多く、文字は少なく編集しています。学生さんや新人さんからベテランの方々まで、脳外科看護師のエキスパートを目指す皆さんにとって、この本が少しでもお役に立つことを願ってやみません。

横浜新都市脳神経外科病院

森本将史

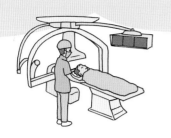

これならわかる！
脳神経外科の看護ケア
もくじ

はじめに …………………………………………… 2

本書の主な登場人物 ……………………………… 5

本書の使い方 ……………………………………… 6

まんが 希望と不安を胸に、今日から脳外ナース！ ……… 7

Part 1
画像から学ぶ脳神経、脳血管の解剖

脳の構造・働き ………………………………… 10

▌ 大脳 …………………………………………… 10

▌ 小脳 …………………………………………… 12

▌ 脳幹 …………………………………………… 13

▌ 脳の動脈 ……………………………………… 14

▌ ウィリス動脈輪 脳の静脈 …………………… 15

▌ 脳脊髄液 ……………………………………… 16

▌ 脳神経 ………………………………………… 18

Part 2
脳検査の目的と意義

脳の画像検査 …………………………………… 22

▌ X線検査 ……………………………………… 23

▌ CT（コンピュータ断層撮影） ………………… 24

▌ CTA（CTアンギオグラフィー） ……………… 25

▌ MRI（磁気共鳴画像） ………………………… 26

▌ MRA（MRアンギオグラフィー） …………… 27

▌ 頸動脈超音波（エコー） ……………………… 28

▌ 脳シンチグラフィー（SPECT） ……………… 29

▌ 頭部血管造影（DSA） ………………………… 30

▌ 嚥下内視鏡検査（VE）　嚥下造影検査（VF） …… 32

Part 3 神経学的所見の評価方法

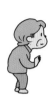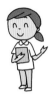

まんが あわてずに、まずは意識レベルを確認しよう	34
意識レベル（JCS・GCS）	35
NIHSS	39
瞳孔の見方	45
mRS	47
MMT（徒手筋力テスト）	48

Part 4 代表的症状から考える脳疾患とケア

まんが 外見から脳の病気はわかりづらい。観察が大事	52
頭痛・嘔吐	53
運動麻痺	57
感覚障害	61
運動失調	63
高次脳機能障害	65
めまい	72
言語障害	76
視野障害	81
意識障害	85
嚥下障害	89

Part 5 疾患別ケア

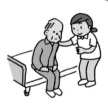

まんが 救急は時間との勝負。病気の予想を立てて準備を	96
脳梗塞	98
まんが 出血の拡大に注意しながら、意識レベルを確認	108
脳出血	109
くも膜下出血	117
脳動脈瘤	130
もやもや病	134
AVM（脳動静脈奇形）	137
dAVF（硬膜動静脈瘻）	139

頸動脈狭窄症 …………………………… 141

脳動脈解離 ……………………………… 144

急性硬膜下血腫（ASDH） ……………… 147

急性硬膜外血腫（AEDH） ……………… 149

慢性硬膜下血腫（CSDH） ……………… 151

脳挫傷 …………………………………… 153

外傷性くも膜下出血 …………………… 155

脳腫瘍 …………………………………… 157

水頭症 …………………………………… 164

Part 6 脳神経手術の実際

まんが 緊急手術は、頭蓋骨を外す!? …………………168

まんが 予定手術は、疾患によってさまざま …………169

超急性期脳梗塞治療 …………………… 171

脳動脈瘤の治療 ………………………… 179

頸動脈狭窄の外科的治療 ……………… 183

バイパス手術 …………………………… 186

腫瘍摘出術 ……………………………… 189

穿頭洗浄術 ……………………………… 192

シャント術 ……………………………… 194

Hardy 手術（経蝶形骨洞到達法） ……… 197

減圧術 …………………………………… 199

参考文献 …………………………… 201

さくいん …………………………… 202

監修・著者一覧 …………………… 207

本書の主な登場人物

竹内さん

脳外科の新人ナース。総合病院で2年勤務したのち、脳外科専門病院で働くことになった。明るくチャレンジ精神旺盛だが、ちょっぴりあわてもの。

椎名先輩

竹内の先輩ナースで、プリセプター※を務める。まじめで、気配りのあるやさしい先輩。竹内にとっては頼れる存在に。

後藤師長

脳外科所属の看護師長。ナースたちがスムーズに仕事ができるよう、知識面・技能面のサポートはもちろん、精神面でも支える。きびしい中にも温かい包容力がある。

大江先輩

竹内の先輩ナース。元気がよく、ナースの中ではムードメーカー。持ち前の愛嬌のよさで、同僚だけでなく患者さんからも評判がよい。

志村先生

脳外科に所属するベテランドクター。患者さんや家族に対して丁寧に接し、きめ細かい診療が評判。ナースからの信頼も厚い。

※プリセプター…先輩ナースが、新人ナースを一定期間、マンツーマンで指導・教育する教育制度

本書の使い方

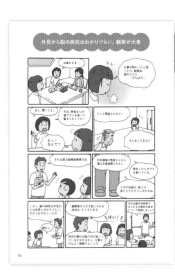

▶ 巻頭まんが
▶ 導入まんが

新しく脳神経外科に配属された
ナースが主人公。巻頭まんがで
は脳神経外科の一連の流れを紹
介し、どんなところかがわかり
ます。
各Partに入っている「導入ま
んが」は、そのPartでよくある
失敗や不安を取り上げています。

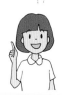

まんがは、実際に脳神経外科で働
くナースに取材して構成していま
す。本当にあったエピソードや、
新人の頃にわからなかった内容、
そのPartで知っておきたいこと
などのポイントをまとめました。

▶ 基本誌面

Pick up
大事なポイントを簡潔にまとめ
ています。忙しい現場では、こ
こだけ読んでもOK。

治療の説明
Part 6「脳神経手術の実際」では、治療・手
術の説明、適応疾患、術後看護、症例など、リ
アルな看護ケアのポイントを掲載しました。

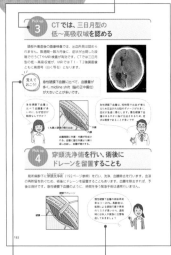

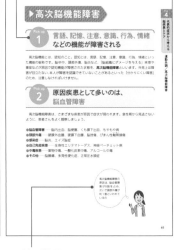

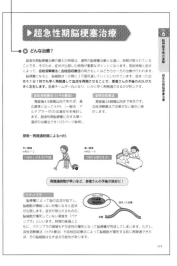

覚えておこう
覚えておきたい、特によく使う知
識をまとめました。毎日の看護ケ
アに役立つポイントが満載です。

フキダシ説明
まんがに登場するドクターや先
輩ナースが、よくある疑問の解
説や、注意点を説明しています。

● 本書で掲載しているアセスメント法、薬剤の選択や使用方法、治療・ケア方法は著者・監修者が臨床例をもとに紹介してい
　ます。これらは、医療従事者の責任のもと、個々の患者に適した方法で行われるものであり、その内容に基づいて不測の事
　故等が発生した場合に対して、編者、著者、監修者、出版社はその責任を負いかねますのでご了承ください。
● 本書に掲載された画像は著者・監修者の提供によるものであり、臨床症例から患者ご本人・ご家族の同意を得て使用しています。
● 薬剤等の選択・使用においては、個々の添付文書や使用説明書を必ずご確認ください。薬剤の適応・投与量等は常に必ず確
　認してください。

希望と不安を胸に、今日から脳外ナース！

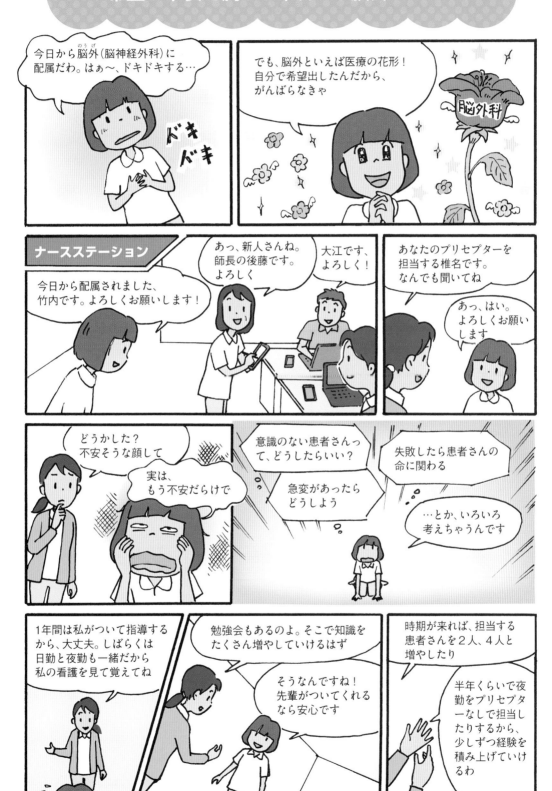

今日から脳外（脳神経外科）に配属だわ。はぁ〜、ドキドキする…

ドキドキ

でも、脳外といえば医療の花形！自分で希望出したんだから、がんばらなきゃ

脳外科

ナースステーション

今日から配属されました、竹内です。よろしくお願いします！

あっ、新人さんね。師長の後藤です。よろしく

大江です、よろしく！

あなたのプリセプターを担当する椎名です。なんでも聞いてね

あっ、はい。よろしくお願いします

どうかした？不安そうな顔して

実は、もう不安だらけで

意識のない患者さんって、どうしたらいい？

急変があったらどうしよう

失敗したら患者さんの命に関わる

…とか、いろいろ考えちゃうんです

1年間は私がついて指導するから、大丈夫。しばらくは日勤と夜勤も一緒だから私の看護を見て覚えてね

勉強会もあるのよ。そこで知識をたくさん増やしていけるはず

そうなんですね！先輩がついてくれるなら安心です

時期が来れば、担当する患者さんを2人、4人と増やしたり

半年くらいで夜勤をプリセプターなしで担当したりするから、少しずつ経験を積み上げていけるわ

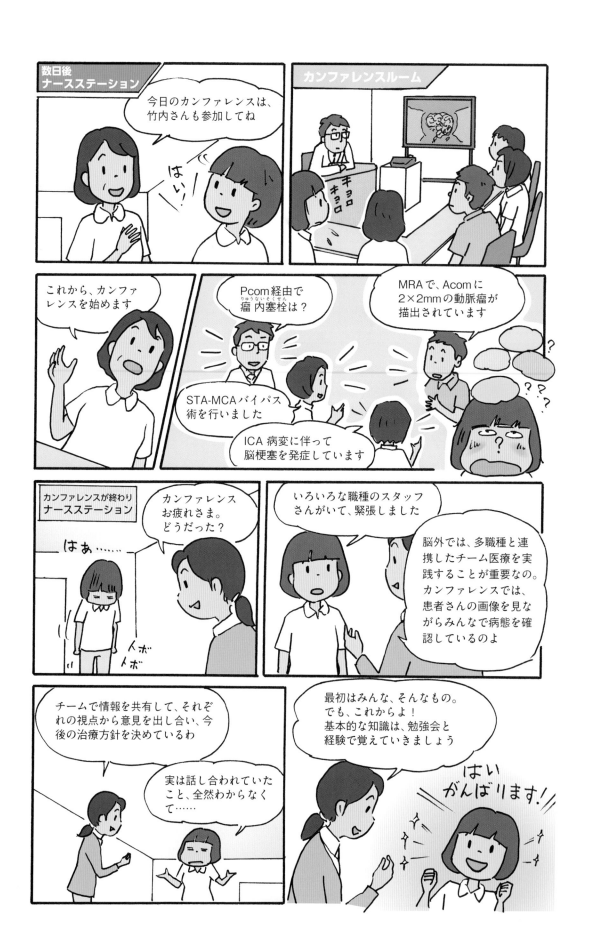

画像から学ぶ
脳神経、脳血管の解剖

痙攣、麻痺、頭痛、めまいなど、脳神経に関わる症
状の多くは、ある日突然発症します。そのような症
状を伴う脳神経疾患を理解するために、脳神経や
脳血管の解剖について知識を深めておきましょう。
Part1 では、画像やイラストを用いてわかりやすく
解説しています。思考能力や運動機能とも関連づけ
ながら、脳の構造を深く知ることが第一歩です。

脳の構造・働き

脳は、体と心をコントロールする司令塔の役割を担っています。最も重要な働きを持つ脳ですが、重さは体重の2%ほどしかなく、成人でわずか1200〜1600gくらいです。非常に軽いうえにつくりも脆弱なため、周囲から厳重に守られていることが特徴です。構造や働きをよく理解しておきましょう。

正常な脳（MRI）

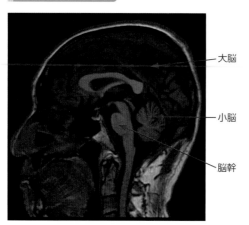

大脳

小脳

脳幹

脳は大きく分けて、大脳、小脳、脳幹と呼ばれる3つの部位から構成され、互いに機能を持って協力し合い、複雑な作業を可能にしています。左は、頭部を縦切りにしたMRI画像で、大脳、小脳、脳幹が灰色に描出されています。脳以外の黒い部分は髄液で満たされています。

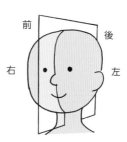

前　後　右　左

大脳

Pick up

● 運動、感情、記憶、言語などを含めた高次脳機能をつかさどる。
● 脳の80％を占めて最も大きく、部位により機能が異なる。
● 言語中枢のあるほうが優位半球（通常は左側）。

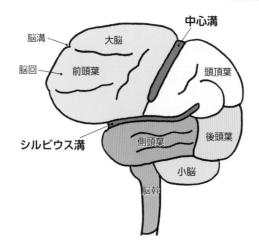

脳溝　大脳
脳回　前頭葉
中心溝
頭頂葉
シルビウス溝　側頭葉　後頭葉
小脳
脳幹

大脳を外側から見ると、たくさんのシワや切れ込みがあります。脳のシワを「脳溝（のうこう）」といい、左右対称に存在しています。脳溝と脳溝の間が「脳回（のうかい）」です。特に重要なのは、「シルビウス溝」と「中心溝」で、これらを基準にして、「**前頭葉、頭頂葉、側頭葉、後頭葉**」という4つの葉（領域）に分けられます。

前頭連合野
- 扁桃核や視床下部で生まれた情動をコントロールする。
- 他のほ乳類に比べて、体積が特に大きいつくりをしている。

高次運動野
- 外界の情報や過去の記憶をもとに、一次運動野へ運動を指示。
- 体を動かす順番やルールに従って行動する機能に関わる。

一次運動野
- 高次運動野からの指示を、脊髄を通して筋肉へ送る。
- 実際に体を動かすために働く。障害されると、運動性失語に。

体性感覚野
- 触覚や痛覚、温度感覚などの情報を処理する。
- 左右どちらかに入力された情報は反対側の感覚を認識する。

頭頂連合野
- 物体の高低や距離など、空間的な位置情報を認識する。
- 書く、読む、計算するといった機能にも関わる。

中心溝

シルビウス溝

運動性言語野（ブローカ野）
- 話す、書くなどの機能をつかさどる。優位半球に存在。
- 障害されると、運動性失語（ブローカ失語）が出現する。

一次視覚野
- 目から見た情報を選別して、視覚前野に伝える。
- 両側の一次視覚野が障害されると、皮質盲となる。

聴覚周辺野
- 一次聴覚野からの情報をとらえ、何の音かを認識する。
- 障害されると、何の音か分からない環境音失認が出現。

感覚性言語野（ウェルニッケ野）
- 言葉や文字の意味を理解する。優位半球に存在。
- 障害されると、意味不明な話をするなど、ウェルニッケ失語に。

側頭連合野
- 人の顔や図形などの情報をとらえ、認識する。色の区別も行う。
- 視覚情報や記憶などから、見ているものが何であるかを判断。

視覚前野
- 一次視覚野からの情報をとらえ、頭頂葉、側頭葉の連合野に伝える。
- 障害されると、物体失認、相貌失認、色彩失認などが出現。

一次聴覚野
- 耳の内耳神経でとらえた音の情報を、認識する。
- 片側のみの障害なら、症状は見られない。両側だと皮質聾に。

※オレンジ色の「野」は、症状に影響が大きいため、場所を認識しておきたい領域です。

小脳

Pick up

- テントの下方かつ後頭蓋窩（こうずがいか）に囲まれている。
- 四肢、口腔の筋肉群の協調運動を制御。
- 脳幹の背側にあり、椎骨動脈系の動脈から栄養を受け取る。

正常な小脳（CT）

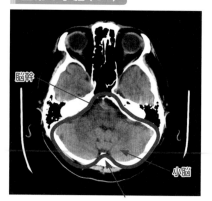

脳幹

小脳

後頭蓋窩

「小脳虫部（しょうのうちゅうぶ）」と呼ばれる中央部分と、左右の「小脳半球」で構成されています。虫部は、平衡感覚の中枢です。小脳半球は"進化とともに大きくなった脳"で、大脳からの命令を全身へ伝え、運動をスムーズにする働きがあります。

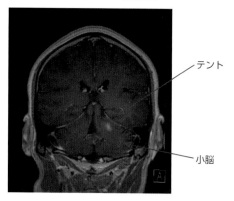

テント

小脳

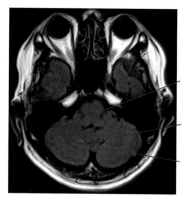

脳幹

小脳虫部

小脳半球

小脳の主な機能

- 物をつかむなど、繊細な巧緻（こうち）運動。
- 姿勢を保ってスムーズに歩くなどの平衡感覚の調整。
- 言葉を話す際の舌や口腔内の動き。

後大脳動脈

上小脳動脈

前下小脳動脈

脳底動脈

後下小脳動脈

椎骨動脈

© 横浜新都市脳神経外科病院

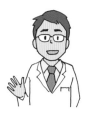

小脳が障害されると、めまい、嘔気・嘔吐が多く見られます。手がふらついて物がつかめない、歩行障害なども出現することがあります

脳幹

- 中脳、橋、延髄の３つに大別され、延髄の下は脊髄につながる。
- 意識、呼吸、血液循環など命に関わる重要な機能を担う。
- 主に、脳底動脈と椎骨動脈の穿通枝（せんつうし）より栄養を受け取る。

正常な脳幹（MRI）

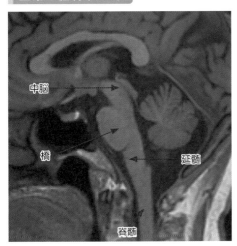

中脳

橋

延髄

脊髄

脳と体を連絡する神経伝達路であり、脳神経（Ⅲ動眼神経（どうがん）～Ⅻ舌下神経）の核があります。錐体路（すいたいろ）（運動をつかさどる神経繊維）、感覚繊維、網様体（意識をつかさどる）、自律神経中枢なども密集しています。生命維持に不可欠で最も大切な部位であり、ダメージを受けると、意識、呼吸、血圧、体温などが乱れます。

覚えて
おこう！

脳幹は血管と神経を1セットで覚える

	支配血管	支配脳神経
中脳	SCA（上小脳動脈）	動眼神経（Ⅲ）、滑車神経（Ⅳ）
橋	AICA（前下小脳動脈）	三叉神経（さんさ）（Ⅴ）、外転神経（Ⅵ）、顔面神経（Ⅶ）、聴神経（Ⅷ）
延髄	PICA（後下小脳動脈）	舌咽神経（Ⅸ）、迷走神経（Ⅹ）、副神経（Ⅺ）、舌下神経（Ⅻ）

脳幹の主な機能

- 意識、呼吸、血液循環、体温などの調整。
- 脳からの刺激を全身の末梢へ送る。逆に、末梢からの刺激を脳へ伝達。

脳の動脈

Pick up

● 内頸動脈系と椎骨脳底動脈系が、脳に酸素と栄養を送っている。
● 椎骨脳底動脈系は脳幹の前で左右の「椎骨動脈」が合流し、「脳底動脈」に。
● 安静時は、心拍出量の約15％が脳へ送られている。

脳の動脈（MRA）

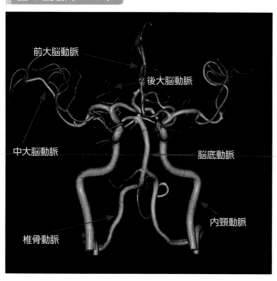

前大脳動脈

後大脳動脈

中大脳動脈

脳底動脈

内頸動脈

椎骨動脈

　脳は大量の酸素と栄養を必要としており、それらを供給しているのが脳の動脈です。左右１対の内頸動脈系（前方循環）と椎骨脳底動脈系（後方循環）、計４本があります。内頸動脈系は大脳半球に、椎骨脳底動脈系は、脳幹や小脳に酸素と栄養を送っています。

それぞれの血管の支配領域

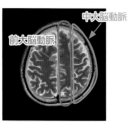

中大脳動脈

前大脳動脈

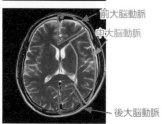

前大脳動脈

中大脳動脈

後大脳動脈

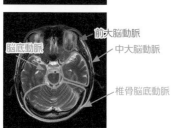

前大脳動脈

脳底動脈

中大脳動脈

椎骨脳底動脈

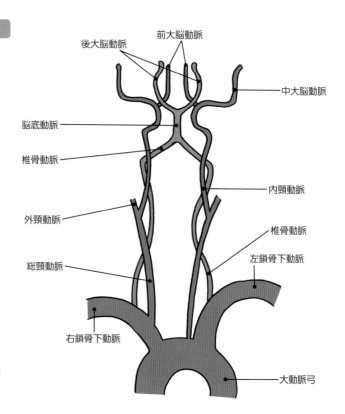

後大脳動脈

前大脳動脈

中大脳動脈

脳底動脈

椎骨動脈

内頸動脈

椎骨動脈

左鎖骨下動脈

外頸動脈

総頸動脈

右鎖骨下動脈

大動脈弓

ウィリス動脈輪

Pick up

● 内頸動脈系と椎骨脳底動脈系が吻合（ふんごう）して「ウィリス動脈輪（りん）」となる。
● 吻合は脳底部にあり、血流障害の際には補助し合う。

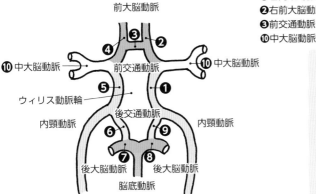

前大脳動脈

❶右内頸動脈　❹左前大脳動脈　❼左後大脳動脈
❷右前大脳動脈　❺左内頸動脈　❽右後大脳動脈
❸前交通動脈　❻左後交通動脈　❾右後交通動脈
❿中大脳動脈

❿中大脳動脈
❿中大脳動脈
前交通動脈
ウィリス動脈輪
内頸動脈
後交通動脈
内頸動脈
後大脳動脈
後大脳動脈
脳底動脈

頭蓋内に入った内頸動脈系と椎骨脳底動脈系が脳底部で合流した輪が、ウィリス動脈輪です。どちらかの血流が詰まっても、もう1本の動脈によって最低限の血液を確保できます。

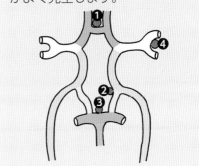

脳動脈瘤の発生部位

❶前交通動脈瘤、❷内頸動脈-後交通動脈瘤、❸脳底動脈先端部動脈瘤、❹中大脳動脈瘤などがよく発生します。

脳の静脈

Pick up

● 大脳（基底核を除く）の血液は脳表の静脈に向かう。
● 脳表の静脈（表在性脳静脈系）と、深部脳静脈系に大別される。
● 静脈血は最終的に静脈洞で合流し、内頸静脈を介して心臓へ戻る。

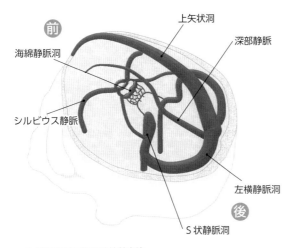

前
上矢状洞
深部静脈
海綿静脈洞
シルビウス静脈
左横静脈洞
後
S状静脈洞

© 横浜新都市脳神経外科病院

脳の表面の血液を集めた脳表の静脈は、くも膜下腔を横走し、上矢状静脈洞（じょうしじょうじょうみゃくどう）、海綿静脈洞、横静脈洞などの硬膜静脈洞に集まります。その後、内頸静脈へ流出し、心臓へと戻ります。静脈洞と呼ばれる大きな静脈が閉塞すると、脳の血流が心臓に戻れなくなり（うっ血）、脳浮腫、脳出血、痙攣（けいれん）の原因になることがあります。

脳脊髄液

- 硬膜内を満たす無色透明の液体。脳室とくも膜下腔を流れる。
- 脳は硬膜内の脳脊髄液に浮かび、外傷などから保護されている。
- 髄液量と髄液圧はバランスが保たれ、産生と吸収は均衡している。

脳脊髄液（MRI）

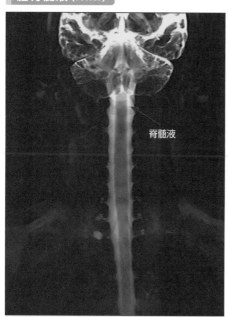

脊髄液

脳脊髄液は主に、脳室内の脈絡叢で産出され、脳槽、くも膜下腔、脳室内を循環しています。中でも脳室は、左右の側脳室、第3脳室、第4脳室と4つあり、それぞれが通路でつながれ、脊髄とも連絡しています。硬膜内にある脳脊髄液の容量は、約150mlです。1日に500ml程度つくられるため、正常の硬膜内では1日に約3回サイクルで新しい脳脊髄液と入れ替わっています。

> なんらかの原因で、
> 髄液が減少して発症するのが
> **脳脊髄液減少症（低髄液圧症候群）**。
> 女性に多く、起立性頭痛、めまい、
> 悪心などが見られるので
> 覚えておきましょう

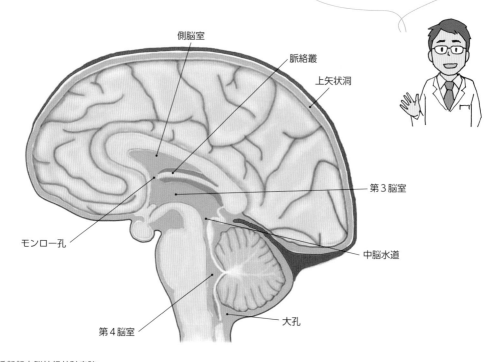

側脳室

脈絡叢

上矢状洞

第3脳室

モンロー孔

中脳水道

第4脳室

大孔

■ 脳脊髄液の流れと吸収

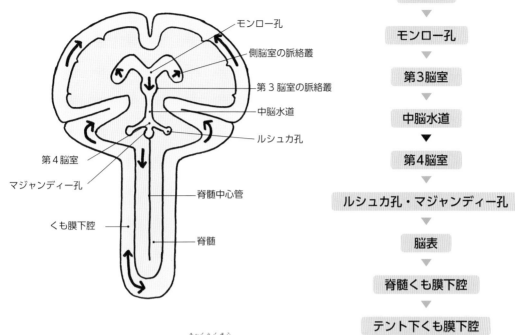

側脳室
↓
モンロー孔
↓
第3脳室
↓
中脳水道
↓
第4脳室
↓
ルシュカ孔・マジャンディー孔
↓
脳表
↓
脊髄くも膜下腔
↓
テント下くも膜下腔
↓
テント上くも膜下腔
↓
頭頂部くも膜顆粒
↓
上矢状静脈洞

　脳脊髄液は、脳室内にある脈絡叢（みゃくらくそう）でつくられ、表のような順番で脳槽やくも膜下腔へ流れます。そして最終的には、大脳半球のくも膜顆粒から静脈洞内へと吸収されます。常に一定方向に循環し、逆流することはありません。

　脳は非常に脆弱（ぜいじゃく）ですが、頭蓋に守られ、硬膜、くも膜、軟膜に保護されています。さらに脳脊髄液に浮かんでいることで、浮力によって脳の形状を保ち、外から加わる衝撃も軽減させています。

覚えて
おこう！

髄液量と髄液圧の異常は水頭症（すいとうしょう）

　脳室とくも膜下腔の髄液量が過剰に貯留している状態が水頭症（164ページ参照）です。ＣＴでは脳室の拡大が特徴的なので、すぐに診断がつきます。髄液圧が一定であるのに、髄液量が増加する病態を特に「正常圧水頭症」と

いいます。代表的な症状として、1.歩行障害、2.認知機能低下、3.尿失禁が出現します。水頭症は、シャント術により髄液の別ルートをつくることで症状が改善します（194ページ参照）。

脳神経

● 脳から出る末梢神経で、左右12対あり番号がついている。

● 脳幹から12本の脳神経が伸び、頭蓋底部から頭蓋外に出る。

● 頭部から頸部までの運動、感覚、眼球運動、自律神経などを支配。

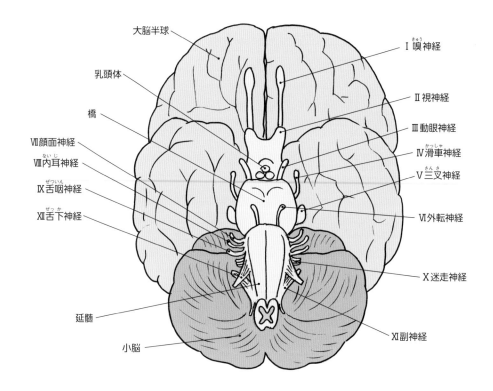

大脳半球

乳頭体

橋

Ⅶ顔面神経

Ⅷ内耳神経

Ⅸ舌咽神経

Ⅻ舌下神経

延髄

小脳

Ⅰ嗅神経

Ⅱ視神経

Ⅲ動眼神経

Ⅳ滑車神経

Ⅴ三叉神経

Ⅵ外転神経

Ⅹ迷走神経

Ⅺ副神経

脳神経の覚え方

嗅いで視（み）る動く車の三の外（そと）、顔聴く咽（のど）は迷う副舌

Ⅰ　　Ⅱ　　　　Ⅲ Ⅳ Ⅴ Ⅵ　　　　　Ⅶ Ⅷ Ⅸ　　　　Ⅹ　Ⅺ Ⅻ

患者さんの症状を見て、
緊急性が高いか、
どこに病変があるかを
考えられる観察能力が大切。
そのために、脳神経系を
きちんと覚えることが
必要です。

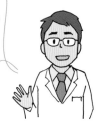

　12本ある脳神経は、Ⅰ〜Ⅻまで番号がついています。脳神経の神経細胞体が集まった部分を「神経核（中枢）」と呼び、大脳と脳神経をつなぐ重要な中継点とされています。それぞれの神経核は、Ⅰ・Ⅱが脳幹より上、Ⅲ・Ⅳが**中脳**、Ⅴ・Ⅵ・Ⅶ・Ⅷが**橋**、Ⅸ・Ⅹ・Ⅺ・Ⅻが**延髄**にあります。

I 嗅神経

機能 鼻のにおいの情報を脳へ送る。

どこにある？ 鼻腔内から前頭蓋底骨を経て前頭葉の下面を通り、側頭葉内側の中枢に達する。

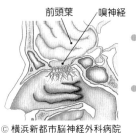

前頭葉　嗅神経

© 横浜新都市脳神経外科病院

● 両側の嗅神経を損傷すると、においが分からなくなる。
● 外傷、手術からの損傷を受けやすい。

III 動眼神経

機能 ❶眼球を内側や上下に動かす。❷瞳孔の大きさを調整する。

どこにある？ 中脳に神経核を持ち、側頭葉内側を通り、上眼窩裂から出て外眼筋に伸びる。

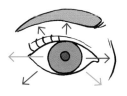

● 眼球運動のほか、対光反射、輻輳反射に関係する。
● 損傷すると、瞳孔の散大や対光反射の消失が起こる。

⟶ 動眼神経
⟶ 滑車神経
⟶ 外転神経

IV 滑車神経

機能 眼球を下内側に動かす。

どこにある？ 中脳に神経核を持ち、中脳外側面を回って、上眼窩裂から出て外眼筋に伸びる。

VI 外転神経

機能 眼球を外側に動かす。

どこにある？ 橋に神経核を持ち、海綿静脈洞を通り、上眼間裂から出て外眼筋に伸びる。

II 視神経

機能 眼球の網膜からの視覚情報を脳へ送る。

どこにある？ 眼球から伸びて、視交叉を経て後頭葉の視覚中枢に達する。

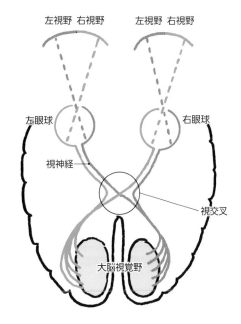

左視野 右視野　　　左視野 右視野

左眼球　　　　　　　　　　右眼球

視神経

視交叉

大脳視覚野

● 左右の視神経の鼻側半分のみ交差し、右視野の情報は左脳へ、左視野の情報は右脳へ伝わる。

V 三叉神経

機能 顔面の感覚を支配。アゴを動かす。

どこにある？ 橋に神経核を持ち、3本に分かれて、それぞれ前額、上顎、下顎に伸びる。

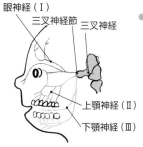

眼神経（I）
三叉神経節　三叉神経
上顎神経（II）
下顎神経（III）

● 第1枝は前額、眼瞼、鼻周囲の感覚、第2枝は上顎、頬部の感覚、第3枝は下顎、側頭部、耳、舌の感覚（前2/3）および咀嚼運動に関与する。

Ⅶ顔面神経

機能 顔面の運動と、舌の前方2/3の味覚を支配する。涙、唾液の分泌に関与する。

どこにある？ 橋に神経核を持ち、聴神経と伴走し、内耳道内を走行して顔面に至る。

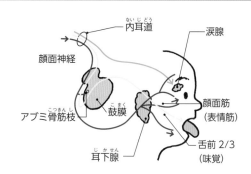

顔面麻痺

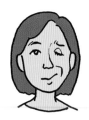

脳梗塞（大脳・脳幹）	口角麻痺のみ
末梢性（ベル麻痺）	口角麻痺、額のシワ寄せ不可、閉眼不可

Ⅷ内耳神経（聴神経）

機能 聴力と平衡感覚をつかさどる。

どこにある？ 橋に神経核を持ち、顔面神経と伴走し、内耳道内を走行する。

● 内耳神経の障害による難聴は「感音性難聴」、外耳・中耳が原因なら「伝導性難聴」。

● ABRという機械で内耳神経の伝導をみることで、脳幹の機能を確認できる。

Ⅸ舌咽神経

機能 味覚、咽頭の運動などを支配。

どこにある？ 延髄に神経核を持ち、経静脈孔を通り咽頭や耳下腺に分布。

● 舌の味覚、感覚（後ろ1/3）、咽頭の運動、感覚、耳下腺の唾液分泌をつかさどる。

● Ⅹ迷走神経と連携して、嚥下機能に関連している。

Ⅹ迷走神経

機能 咽頭、喉頭の動き、自律神経（発汗や臓器の運動、分泌）を支配。

どこにある？ 延髄に神経核を持ち、経静脈孔を通り、咽頭、頸部～胸腹部に分布。

口蓋垂

● 一部は半回神経となり、大動脈弓を回って再度、喉を支配する。Ⅸと連携して嚥下機能を支配する。

● Ⅸ，Ⅹの障害で健側に口蓋垂が引っ張られ、軟口蓋が挙上できないカーテン徴候が見られる。右の障害で左に口蓋垂が引っ張られ、左の軟口蓋の挙上が困難。胸部で反回神経を障害されても嚥下障害、嗄声が出現する。

Ⅺ副神経

機能 頭の向きを変える、肩を上げる。

どこにある？ 延髄に神経核を持ち、経静脈孔を通り胸鎖乳突筋、僧帽筋へ。

● 延髄と脊髄の両方から伸びている。

● 障害を受けると、筋肉が萎縮して健側を向けず、肩が下がる。

Ⅻ舌下神経

機能 舌を動かす。

どこにある？ 延髄に神経核を持ち、舌下神経管を通り舌に至る。

● 両側の障害を受けると、舌が出せない。

脳検査の目的と意義

脳神経外科で行われる画像検査の仕組みと、何がわかるかを中心に解説します。それぞれに得意・不得意があるので、禁忌などの注意事項も含めて、頭に入れておきましょう。画像の見方を学び、障害を受けた脳の領域を知ることで、患者さんの病変や今後起こり得る症状を見極めることができます。それに合った看護の実践にも役立ちます。

脳の画像検査

　医療現場では、脳の疾患や障害部位の確定、重症度や治療効果の判定、ケアの根拠など、臨床経過のさまざまな段階で、画像検査が重要な役割を果たしています。CTやMRIは脳の構造を、血管造影、MRAは血管の詳細を見るなど、得意分野が違います。それぞれの検査について、知識を深めておきましょう。

脳の画像検査一覧

検査	画像	目的	ページ
X線検査		●骨など透過しにくい部分は白く写る。 ●頭蓋骨骨折の評価、フォロー、コイル塞栓術の術後フォローに使用する。	p.23
CT		●X線を使った検査。短時間で撮影できる。 ●頭蓋内出血、脳梗塞の評価、頭蓋骨骨折の評価に使用する。	p.24
CTA		●腕の静脈から造影剤を注射してCTを撮影。 ●脳や頸部の血管画像を明瞭に描出する。 ●脳動脈瘤や血管狭窄、クリップ状態を評価。	p.25
MRI		●磁力と電波を使って撮影する。 ●脳梗塞、脳出血、脳腫瘍を含めたさまざまな脳の状態を詳細に評価できる。	p.26
MRA		●MRIのひとつ。造影剤なしで血管評価できる。 ●脳動脈瘤の描出や、血管狭窄の検出に有用。 ●もやもや病などの異常血管病変の描出にも。	p.27
頸動脈超音波 （エコー）		●頸部頸動脈の評価に使用する。 ●正常血管が黒く写り、血管壁が観察できる。 ●頸部の血管狭窄を確認できる。	p.28
脳シンチグラフィー （SPECT）		●微量の放射性物質を静脈から注射して撮影。 ●脳の代謝や血流量を評価する。 ●血管の予備能も測定できる。	p.29
頭部血管造影 （DSA）		●大腿、肘、手首の動脈からカテーテルを挿入。造影剤を直接動注して血管異常を評価。 ●血管内治療に応用できる。	p.30
嚥下内視鏡検査 （VE）		●喉頭鏡を鼻から挿入し、咽喉頭を観察する。 ●食べ物や、着色とろみ水などを嚥下させ、喉頭の状態、嚥下の状況などを確認する。	p.32
嚥下造影検査 （VF）		●造影剤を含む検査食を嚥下する状態を観察。 ●形態的異常、誤嚥、咽頭残留を確認する。 ●食形態や摂食体位を調整し、治療に応用。	p.32

X線検査

- X線が透過する部分は黒く、骨など透過しにくい部分は白く写る。
- 頭蓋骨骨折の評価に使用する。
- コイル塞栓術後のコイル変化を評価する。

正常な頭部

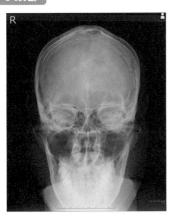

　X線が透過しやすい空気や皮膚は黒く、透過しにくい骨や金属は白く写ります。頭蓋骨や顔面骨の外傷による骨折や、骨の病変を診断するのに有用です。術後にクリップ、コイル、プレートなどを確認するのにも有効です。

通過しやすい→ 黒（空気、皮膚）	通過しにくい→ 白（骨、金属）

有用性：骨折・コイル性状の評価

■ 骨折

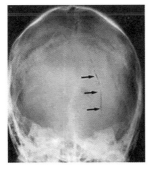

黒い線（骨折線）が、描出されている。縫合線（頭蓋骨のつぎめ）と間違えやすいので、きちんと区別する。

■ 開頭術後

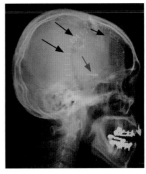

手術の開頭野や、プレート（黒矢印）、クリップ（赤矢印）が描出される。

■ 脳動脈瘤コイル塞栓術後

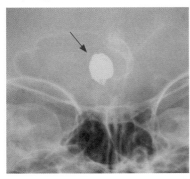 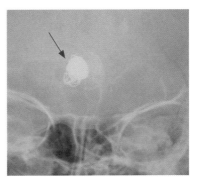

術後のコイルは白く描出される。フォロー中に脳動脈瘤が再発すると、コイルが変形して分かることも。

CT（コンピュータ断層撮影）

Pick up
- X線を使い、頭蓋骨内を輪切りにした画像を撮影できる。
- 短時間で撮影でき、脳梗塞、出血や骨折の診断が迅速。
- 超急性期（4時間以内）の脳梗塞は描出されない。

正常な頭部

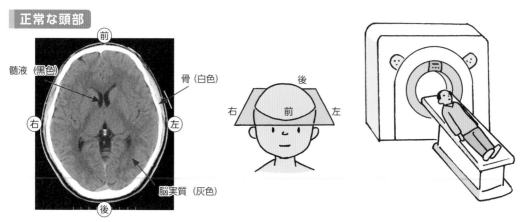

髄液（黒色）　骨（白色）　脳実質（灰色）

前　後　右　左

　頭部領域の疾患は生命・予後に関わるので、迅速な診断が必要です。そのため、短時間で検査できるCTは非常に有用。出血、頭蓋骨、腫瘍を診るのに役立ち、X線を吸収しやすい部分は白く、吸収しにくいほど黒く写ります。左右対称でない部分に病変があります。

■ 脳出血

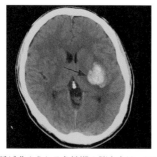

迅速な診断が求められる急性期の脳出血は、MRIよりCTが適している。出血が白く（high density）描出される。

■ 脳梗塞

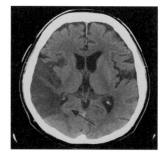

時間の経過した脳梗塞が、やや濃い灰色（low density）に描出される。ただし、超急性期の脳梗塞はCTではわからない。

■ 色から何がわかる？

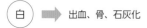

白 ➡ 出血、骨、石灰化

灰色 ➡ 脳実質

黒 ➡ 脳梗塞、脳浮腫、脳脊髄液、空気、脂肪など

■ 骨条件（3DCT）

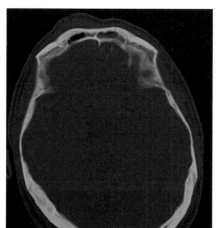

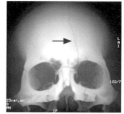

頭部外傷では、脳条件と骨条件の両方を見る。
骨をメインに撮影すると、骨折の有無がわかる。3D（矢印）では鮮明に。

CTA（CTアンギオグラフィー）

Pick up

- 腕の静脈から造影剤を注入してCTを撮影する。
- 脳や頸部の血管を立体的に画像化する。
- 脳動脈瘤や血管狭窄、クリップの状態を評価できる。

正常な脳動脈

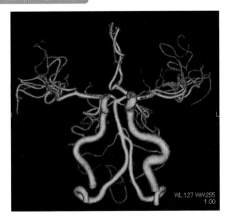

正常な脳静脈

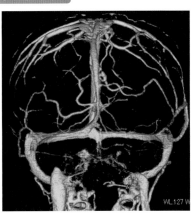

■ 骨と重ね合わせて観察

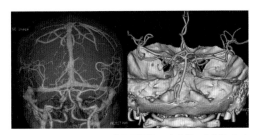

血管全体の形態や骨との位置関係を、立体的に把握しやすい。病変がある場合、正確な位置を把握できる。

　造影剤を使用し、CT撮影を行う検査です。画像をコンピュータで立体化することで、さまざまな角度から病変が確認できます。脳動脈瘤の検索、クリッピング後の評価、異常血管の精査にも用いられます。検査時は、造影剤アレルギーに注意してください。

■ 脳動脈瘤

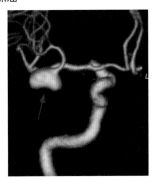

脳動脈瘤の形状、大きさ、場所などの詳細な情報がわかる。CTAのみで、脳動脈瘤の約90％を診断できる。

■ クリップ

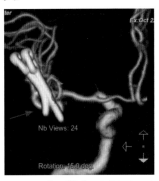

脳動脈瘤のクリッピング術後の評価にも、CTAは有用。脳動脈瘤とクリップの位置などが確認できる。

MRI（磁気共鳴画像）

Pick up

- ●磁気を使用。撮影に比較的時間がかかる。
- ●頭蓋内出血、梗塞、腫瘍などの頭蓋内病変を最も詳細に評価ができる。
- ●血管内腔の観察に優れ、血管壁プラークの有無を確認できる。

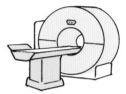

MRIの撮影法いろいろ

撮影法	画像	特徴
T1強調画像 （T1W1）		●脳脊髄液は黒く（low intensity）、脂肪成分や高たんぱく液は白く（High intensity）描出される。 ●解剖学的な構造が見やすく、造影剤を使用して腫瘍の精査を行うこともある。
T2強調画像 （T2W1）		●水成分（脳脊髄液）が白く見える。 ●腫瘍・梗塞・浮腫・脱髄などが白く描出されるので、病変の拾い出しに役立つ。 ●T1強調画像に比べて病変が白く写る。
T2＊強調画像 （T2＊W1）		●頭蓋内の出血を検出するのに優れている。 ●黒く描出される出血性病変の診断に使用。 ●金属や副鼻腔などの空洞部位から、磁場の不均一によるアーチファクトが出やすい。
拡散強調画像 （DW1）		●**超急性期脳梗塞の検出に必須**。極めて有用であり、超急性期の梗塞が白く描出される。

FLAIR （水抑制画像）	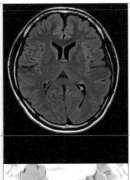	●ほとんどの病変は白く、脳脊髄液は黒く描出される。 ●T2W1の画像を脳脊髄液だけ黒くしたイメージ。 ●くも膜下出血では、脳溝が白く描出される。
脳槽撮影 （のうそう） （FIESTA）	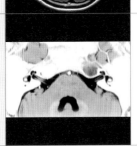	●脳脊髄液を強調する画像で、神経の微細な構造を描出できる。 ●小さな脳神経、微小血管との構造関係や脳槽部の小さな腫瘍を検出できる。

磁石と電波を用いて、あらゆる角度から撮影できます。放射線被曝はありませんが、強い磁場が発生するため、スタッフと患者さんは、メガネなどの金属、ペースメーカー、クリップなどの体内金属も禁忌です。

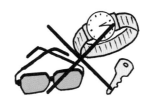

MRA（MRアンギオグラフィー）

Pick up

●MRIと同じ装置を用い、造影剤を使わずに血管を描出できる。
●脳動脈瘤の描出や、血管狭窄の検出に有用。
●もやもや病などの異常血管病変の描出にも優れている。

正常な脳血管

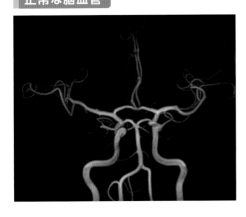

MRIで、血流の画像を描出する検査法です。動脈の狭窄、くも膜下出血の原因となる脳動脈瘤や脳動脈奇形などを調べるのに適しています。ただし、微細な血管や遅い血流、血流のない血管を描出することは困難です。

「MRIの撮影装置に入ると、狭さと圧迫感や、撮影中に繰り返し聞こえる騒音が苦手」という患者さんが多いです。閉所恐怖症の有無を、必ず確認してください

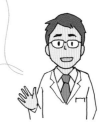

27

頸動脈超音波（エコー）

Pick up

- 超音波を使い、頸部頸動脈の評価に使用。痛みのない簡便な検査。
- 狭窄率、狭窄の原因となっているプラークの性状を確認できる。
- 血管内腔の観察に優れ、血管壁プラークの有無を確認できる。

頸動脈狭窄（長軸）

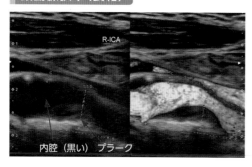

R-ICA

内腔（黒い）　プラーク

脳梗塞の大きな原因となるのが、頸動脈狭窄症（けいどうみゃくきょうさくしょう）です。頸動脈エコーは、頸動脈狭窄症の発見に優れ、❶プラークの性質、❷血管の狭窄率、❸血流速度や方向も分かります。狭窄部の血流速度が200cm/sec以上に上昇している場合、狭窄病変に対する手術を判断することもあります。

血流速度は、
80〜120cm/sec が正常。
≧120cm/sec 狭窄率≧50％以上。
≧200cm/sec 狭窄率≧70％以上。
血管狭窄の程度を知ることで、
脳梗塞や心筋梗塞発症の
推測に役立ちます

プラークの性状
黒（低輝度）：柔らかい不安定プラーク
灰色（等輝度）：安定プラーク
白（高輝度）：石灰化

プラークのできた頸動脈1

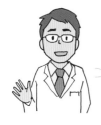

黒（低輝度）→柔らかい不安定なプラーク（Aの部分）。
内腔にプラークがあり、正常血管が狭窄している。

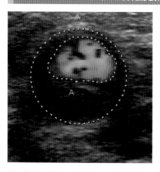

プラークのできた頸動脈2

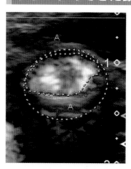

灰色（等輝度）→安定したプラーク（Aの部分）。

プラークのできた頸動脈3

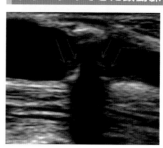

白（高輝度）→アコースティックシャドー（音響陰影）をひき（矢印）、石灰化したプラーク。

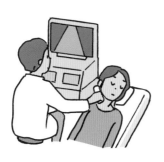

脳シンチグラフィー（SPECT）

● 微量の放射線を注射し、脳の血流を測定する検査。
● アセタゾラミドという血管拡張剤を使用し、血管の予備能も測定できる。

　放射性同位元素を注射して、脳断層写真を撮影します。血流が多いほど赤く、少なければ黒く写ります。もやもや病、頭頸部主幹動脈閉塞症などの脳虚血の診断、バイパス手術の適応決定などに役立ちます。治療効果の判断にも有効です。

■ 正常な脳循環予備能
「安静時」「負荷時」「予備脳」

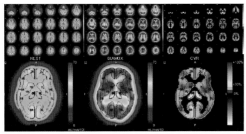

正常であれば、脳血流量はアセタゾラミド（血管拡張剤）負荷により血流が増加し、脳循環予備能の画像で黄〜赤になる。

■ 脳循環予備能の低下
「安静時」「負荷時」「予備脳」

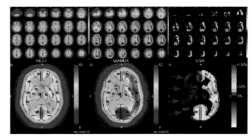

安静時で異常はないが、アセタゾラミド（血管拡張剤）負荷時において左側の血流量増加が見られない。脳循環予備能の画像では、右側（向かって左側）の血流の増加が乏しい（黒くなっている）。

脳循環予備能は、どのように評価する？

　もともと血管狭窄のある部位は、脳血流が少ないです。
　→脳血管が最大に拡張して、脳血流を維持しようとしている。
　→アセタゾラミド（脳血管拡張剤）を用いても、血管が拡張できず、脳血流が増えない。
　→脳血流が増加しない部位は、脳循環予備能の画像で青〜黒に描出される。

頭部血管造影(DSA)

Pick up

- 造影剤を使用し、頭蓋内血管、頸部血管などを撮影する検査。
- 血管閉塞、狭窄、動脈瘤、動静脈奇形などの血管病変を詳細に評価できる。
- 血管内治療にも応用できる。

左内頸動脈（正面）

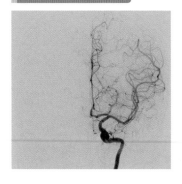

左内頸動脈（側面）

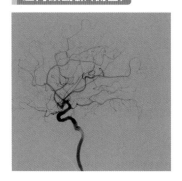

左内頸動脈（3D）の動脈瘤

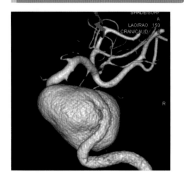

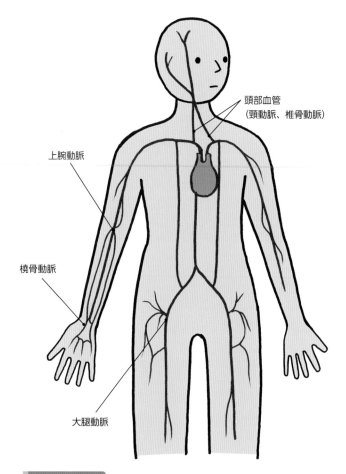

頭部血管
（頸動脈、椎骨動脈）

上腕動脈

橈骨動脈

大腿動脈

カテーテル

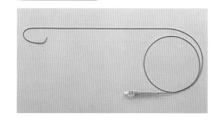

　シース（カテーテルを挿入するための器具）を挿入し、大腿動脈、上腕動脈、橈骨動脈からカテーテルを頭部血管に誘導して頭蓋内血管に造影剤を流し撮影します。くも膜下出血、脳腫瘍、脳梗塞、脳出血、脳動脈瘤、脳動静脈奇形などの検査・治療に有効です。造影剤アレルギー、穿刺部の血腫形成に注意してください。

脳動脈瘤

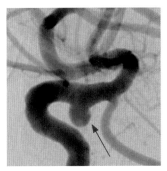

左内頸動脈に動脈瘤（矢印）を認める。

脳動脈瘤塞栓術後

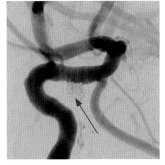

脳動脈瘤内にコイルを詰めることで、瘤内の血流が消失しているのがわかる。

左中大脳動脈閉塞

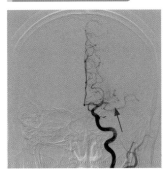

左中大脳動脈が閉塞し、血流が遮断されている。

血栓閉塞の再開通術後

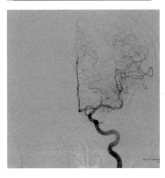

血栓回収により、血管閉塞が改善された。

血管奇形（AVM）

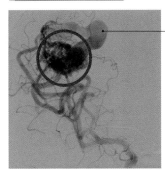

静脈

異常血管であるナイダス。早期に静脈が描出される。

動脈硬化による狭窄

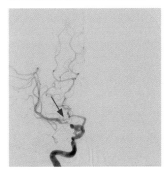

血管が明らかに狭くなっている。

覚えておこう！

脳血管造影室で患者さんをサポートするポイント

　局所麻酔下で検査を行うため、できるだけ不安を取り除くように声をかけましょう。また、造影剤アレルギーの有無、バイタル異常や神経所見のチェックを適宜行うことを忘れないでください。検査後は穿刺部を圧迫固定し、2～3時間は安静にすることが大切です。

嚥下内視鏡検査（VE）

Pick up

- 鼻咽腔喉頭ファイバーによる検査。
- 咽頭残留などを観察する。
- 摂食時の評価ができる。

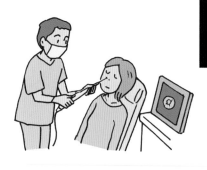

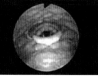
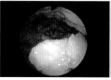
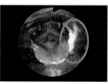

正常の喉頭所見　　　ご飯が流れてくる　　嚥下後に食物が残っている

経鼻的に、鼻咽腔喉頭ファイバースコープを挿入して、嚥下状態を見る検査です。声門閉鎖、唾液や食塊の咽頭残留などを直視下で観察できます。実際に食べている食べ物を使って評価ができます。

嚥下造影検査（VF）

Pick up

- X線透視下で嚥下させる検査。
- 嚥下全般を観察できる。
- 誤嚥（ごえん）の有無・程度が分かる。

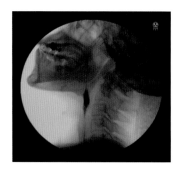

造影剤や造影剤を含む食品をX線透視下に嚥下させ、透視画像で見る検査です。嚥下全般を観察できます。嚥下動態の異常、誤嚥の有無、時期、程度を把握でき、診断的価値が高いです。

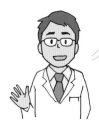

被曝を伴い、X線室でしか検査できないので、意識状態や全身状態に注意してください。嚥下障害が高度の場合、造影剤を誤嚥しやすいので気をつけて

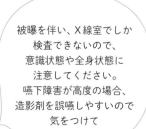
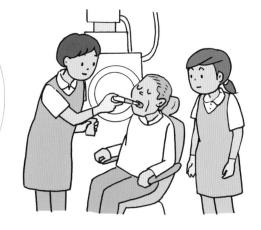

神経学的所見の
評価方法

めまい、頭痛、しびれ、脱力、ふるえ、もの忘れなど、患者さんの訴えと症状が神経学的所見です。適切な病歴聴取と神経学的な評価が、診断には欠かせません。器質的・機能的な障害の有無、緊急性の判断、検査の有無などを見極め、異常所見を見落とさないようにしましょう。Part3 で、神経学的所見の評価法を、しっかりと身につけてください。

あわてずに、まずは意識レベルを確認しよう

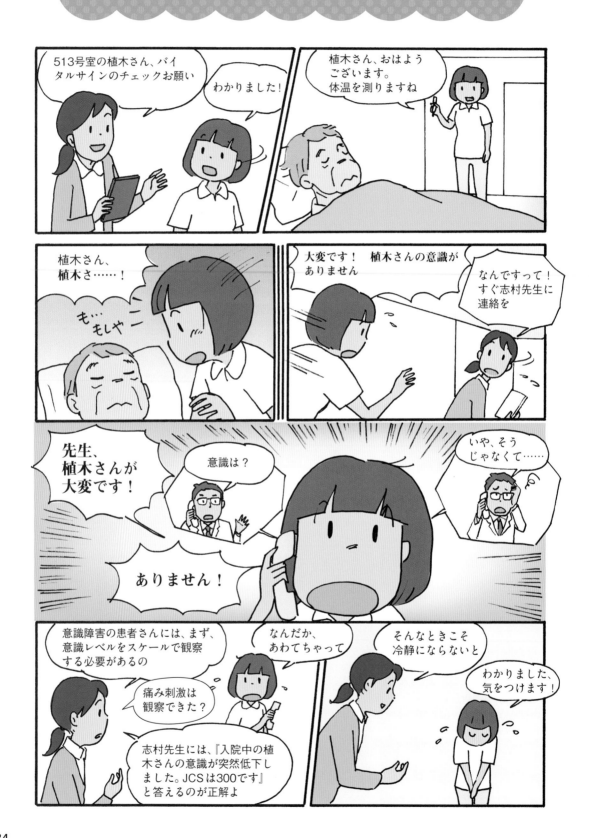

▶ 意識レベル（JCS・GCS）

　意識障害には、変化を客観的に把握できる指標が必要です。特に脳卒中の患者さんは、急に意識レベルが変化することがあります。そこで、意識障害の重症度の評価に用いられるのがJCS（Japan Coma Scale）とGCS（Glasgow Coma Scale）です。だれでも同じように意識障害の重症度を簡潔に伝えられ、変化がわかる共通の評価方法です。

JCS（Japan Coma Scale）

- **開眼の程度**で評価する方法です。
- **点数が高いほど重症**です。
- 意識レベルの評価は、患者さんの状態の**最良の点数**で採点します。
- R：Restlessness（不穏）、I：Incontinence（失禁）、A：Apallic stateまたはAkinetic（自発性喪失）です。不穏、失禁、自発性喪失は、数字の後ろにそれぞれの英字をつけ、「3 - R」「2 - I」「2 - A」などと表記します。不穏と失禁が両方ある場合は「3 - RI」と表記します。

JCS

Ⅰ 刺激しなくても覚醒している状態（起きていたら1桁）	
0	意識清明　クリア
1	意識清明とはいえない
2	見当識障害がある（時、人、場所が認識できる）
3	自分の名前、生年月日が言えない
Ⅱ 刺激すると覚醒する状態（刺激して起きたら2桁）	
10	普通の呼びかけで容易に開眼する
20	大きな声または体を揺さぶることにより開眼する
30	痛み刺激を加えつつ、呼びかけを繰り返すとかろうじて開眼する
Ⅲ 刺激をしても覚醒しない状態（起きなかったら3桁）	
100	痛み刺激に対し、払いのけるような動作をする
200	痛み刺激で少し手足を動かしたり、顔をしかめたりする
300	痛み刺激にまったく反応しない

Try! 練習問題　ナースと患者さんの会話から、患者さんの意識レベルを JCSで評価してください。

問題1

2020年8月4日、立花洋子　昭和17年5月5日生　78歳　女性。3mの脚立から転落し、頭部打撲して救急搬送された。後頭部に5cmの血腫が認められる。

竹内「こんにちは。名前を教えてください」
立花「立花洋子です」
竹内「今日は何月何日か、わかりますか？」
立花「2020年8月4日です」
竹内「ここはどこか、わかりますか？」
立花「病院かしらね」
竹内「生年月日を教えてください」
立花「昭和27年4月5日です」

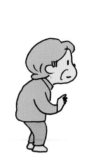
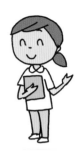

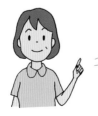

答えはⅠ-3。刺激しなくても起きているのでⅠ。最後の質問で、生年月日が間違っていたことからⅠ-3と判断します

問題2

2020年4月3日、山本太郎　54歳　男性。仕事中、急に後頭部痛を訴え、意識障害が出現し救急搬送された。

竹内「山本さん。わかりますか？」
山本「……」
竹内（大きな声で、患者をゆさぶりながら）
「山本さん、わかりますか？」
患者「……」
竹内「山本さん、ちょっと痛み刺激しますね」
──痛み刺激を加える
山本（顔をしかめる動作がある）

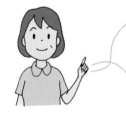

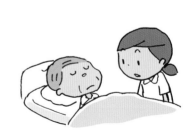

答えはⅢ－200。刺激しても起きられないのでⅢ。痛み刺激で、顔をしかめる動作があったことからⅢ－200と判断します

GCS（Glasgow Coma Scale）

- 国際的に広く用いられています。
- **3つの要素（開眼、言葉、動作）の合計点**で評価します。
- **合計点が低いほど重症**です。
- E＝eye opening（開眼）、V＝best verbal response（最良言語反応）、M＝best motor response（最良運動反応）を表しています。
- E＋V＋M＝3〜15です。**最も重症が3点、最も軽症が15点**です。

GCS

E　開眼	
自発的に開眼	4
呼びかけにより開眼	3
痛み刺激により開眼	2
なし	1

V　最良言語反応	
見当識あり	5
混乱した会話（発語はあるが、通常の会話は成り立たない）。怒る、叫ぶ	4
不適当な発語（発語はあるが、意味のある言葉は出てこない）	3
理解不明の音声（発語はあるが、うめき声のみ。意味のある言葉が出てこない）	2
なし（言葉が出てこない。失語）	1

M　最良運動反応	
命令に応じて反応可	6
痛み刺激に対して、手で払いのける	5
逃避反応として（痛み刺激に対して、逃げるような動作を示す）	4
異常な屈曲運動（除皮硬直肢位）	3
伸展反応〜除脳姿勢（除脳硬直肢位）	2
なし（痛み刺激に対してまったく動かない）	1

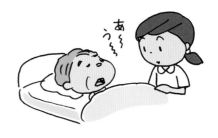

Try! 練習問題

ナースと患者さんの会話から、患者さんの意識レベルを
GCSで評価してください。

問題1

2020年5月3日、68歳男性が入院中。0時の
ラウンド時、意識障害が出ているところを発見
される。声をかけても反応がなく、揺さぶり、
痛み刺激で開眼した。痛み刺激に対して払いの
けるような動作があり、発語はあるが、「あ〜」
「え〜」のみ。

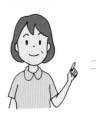

答えは、E2V2M5。声をかけても
反応がなく、揺さぶり、痛み刺激で開
眼したのでE2、うめき声だけで意
味のある言葉が出ないのでV2、痛み
刺激に対して払いのけるような動作
があったのでM5と判断します

問題2

2020年7月6日、72歳女性が、ジムで水泳中に右麻痺が発症し、救急要請。救急車が到
着後、痛み刺激をしても開眼や発語はなく、除脳硬直（じょのうこうちょく）となっている。

答えは、E1V1M2。痛みにより開眼しない
ためE1、発語も見られないためV1、除脳
硬直肢位のためM2と判断します

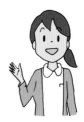

▶ NIHSS

　NIHSS（NIH Stroke Scale）は脳卒中急性期における重症度判定のひとつです。意識障害だけではなく、運動、知覚、言語、視野などの神経脱落症状を総合的に評価する指標です。特に、脳梗塞におけるrt-PA治療や血栓回収治療に必要となる評価スケールとなります。NIHSSを実施するにあたり、共通のルールがあるので確認しておきましょう。

NIHSSの共通ルール

1．リストの順に評価する
2．各検査項目施行直後に結果を記載し、評価の変更をしてはならない
3．「患者ができるだろう」と、医師が評価を推測して記載してはならない
4．指示されている部位以外では、患者を誘導してはならない
5．いずれかの項目が実施されなかった場合は、その理由を記載する
6．各項目の点数を合計すると42点であるが、最重症は失調が評価できないため40点となる

NIHSS

番号	項目	スコア	解説
1a	意識水準	□0：完全覚醒 □1：簡単な刺激で覚醒 □2：繰り返し刺激、強い刺激で覚醒 □3：完全に無反応	・覚醒しており、刺激に反応→0点 ・声かけなどの簡単な刺激で覚醒し、質問や命令に応じる→1点 ・痛み刺激や繰り返しの刺激で覚醒→2点 ・反射的な動きがある、無反応→3点
1b	意識障害-質問	□0：両方正解 □1：片方正解 □2：両方不正解	●今日の「月」。「年齢」を質問する。患者さんにヒントは与えない ・気管挿管や口腔外傷などで話せない→1点 ・失語や昏睡などで評価できない→2点
1c	意識障害-従命	□0：両方可能 □1：片方可能 □2：両方不可能	●「開閉眼」と「離握手」の一段階命令 ・脱力などで動作が不十分でも明らかに応じていれば可 ・言葉による命令に応じられない場合は、パントマイムにより評価してもOK ・外傷などで両手が使えない場合は、他の一段階命令に置き換えてもOK

番号	項目	スコア	解説
2	最良の注視	□0：正常 □1：部分的注視麻痺 □2：完全注視麻痺	●頭を固定し、水平眼球運動だけを評価する ・両側眼球が正中を超えて左右に動く→0点 ・わずかに動きがあるが、共同偏視もある→1点 ・完全注視麻痺または頭位眼球反射でまったく動かない→2点
3	視野	□0：視野欠損なし □1：部分的半盲 □2：完全半盲 □3：両側性半盲	●対座法で上下1/4視野検査を一眼ずつ行う。 ・患者さんか、検者が片目を覆い、視点を固定するように促す ・患者さんと検者の距離の真ん中に検者の指を出し、検者も容易に見える視野で指を動かす
4	顔面麻痺	□0：正常 □1：軽度の麻痺 □2：部分的麻痺 □3：完全麻痺	●目を大きく開ける、もしくは眉毛を上に上げ下げするようにして上半分の顔面麻痺を観察。また、笑顔や歯を見せるようにして、下半分の顔面麻痺を観察 ・模倣での指示も可能 ・反応が乏しく従命にも応じない場合は、痛み刺激などで顔面麻痺を観察してもOK ・歯を見せる笑顔をつくってもらい、口角のゆがみ・左右差はあるが少し動く→1点 ・完全に顔面の下半分が動いていない→2点 ・大きく目を開かせて眉を上げたときに、額のシワが寄らない→3点
5a	左上肢の運動	□0：90度を10秒保持可能（下垂なし） □1：90度を保持できるが10秒以内に下垂 □2：90度の挙上または保持ができない □3：重力に抗して動かない □4：まったく動きが見られない	●臥床時は45度、座位では90度に挙上し、10秒間保持する ・必ず1肢ずつ行うこと ・麻痺がなければ左上肢から行うが、麻痺が明らかなら健側から先に ・失語の患者さんでは、パントマイムなどで行う。痛み刺激は加えない ・肢切断や、関節癒合の患者さんは検査不能（UN）として詳細を記録
5b	右上肢の運動	□0：90度を10秒保持可能（下垂なし） □1：90度を保持できるが10秒以内に下垂 □2：90度の挙上または保持ができない □3：重力に抗して動かない □4：まったく動きが見られない	・問題なく手を挙げて保持できる→0点 ・手を挙上できるが、保持できずにふらついて下がる→1点 ・手を挙上できるが、保持できずに落下→2点 ・手を挙上できないが、ベッド上を水平に動かせる→3点 ・完全に動かない→4点

番号	項目	スコア	解説
6a	左下肢の運動	☐ 0：30度を5秒保持可能（下垂なし） ☐ 1：30度を保持できるが5秒以内に下垂 ☐ 2：30度の挙上または保持ができない ☐ 3：重力に抗して動かない ☐ 4：まったく動きが見られない	● 下肢を30度まで挙上し、5秒間保持するように指示 ・必ず1肢ずつ行うこと ・麻痺がなければ左上肢から。麻痺が明らかなら健側から先に ・失語の患者さんには、パントマイムなどで行う。痛み刺激は加えない ・肢切断や、関節癒合の患者さんは検査不能（UN）として詳細を記録
6b	右下肢の運動	☐ 0：30度を5秒保持可能（下垂なし） ☐ 1：30度を保持できるが5秒以内に下垂 ☐ 2：30度の挙上または保持ができない ☐ 3：重力に抗して動かない ☐ 4：まったく動きが見られない	・問題なく足を挙げて保持できる→0点 ・足を挙上できるが、保持できずにふらついて下がる→1点 ・足を挙上できるが、保持できずにベッドまで落下→2点 ・足を挙上できないが、ベッド上を水平に動かせる→3点 ・完全に動かない→4点
7	運動失調	☐ 0：なし ☐ 1：1肢にあり（片側上肢のみ、または下肢のみ） ☐ 2：2肢にあり（片側上下肢ともにある）	● 一側の小脳症状の有無を、指鼻試験と踵膝試験で評価。左右両側で行う ・開眼しているときに行う ・指示を理解できない、麻痺、昏睡は、失調なし→0点 ・肢切断や関節癒合の患者さんは検査不能（UN）として詳細を記録

指鼻試験
検者の指先と患者さん自身の鼻先を交互に触ってもらう

踵膝試験
片方の踵で、もう片方の膝を2回トントンと叩き、踵をすねに沿って足先まで滑らせてもらう

番号	項目	スコア	解説
8	感覚	☐ 0：正常 ☐ 1：軽度〜中等度の障害 ☐ 2：高度の障害	● 針刺激（爪楊枝などを使用）を左右の上肢、下肢、体幹、顔面など多くの身体部位に与えて観察 ● 末梢神経障害から起こる感覚異常は、四肢末梢（手首・足首より先）に出やすいため、脳卒中の感覚障害は体幹に近い部位で観察 ・目を閉じてもらう ・服の上からではなく、直接皮膚に刺激を与える ・混迷や失語患者には痛み刺激による逃避反応で評価してもOK ・感覚が重度もしくは触られていることも分からない→2点 ・脳幹障害で両側性の感覚障害がある→2点 ・四肢麻痺で反応がない→2点 ・昏睡患者（1a＝3点）→2点
9	言語	☐ 0：正常 ☐ 1：軽度の失語 ☐ 2：高度の失語 ☐ 3：無言または全失語	① 絵カードを見せて、その中で起きていることを尋ねる ② 呼称カードを見せ、物の名前を尋ねる ③ 文章カードに示した文章を読んでもらう ・視覚障害の患者さんには、手で触ってもらい物品の同定、復唱、自発言語の指示をする ・気管挿管患者などは、書字（しょじ）してもらい評価する ・明らかな流暢性（りゅうちょうせい）、理解力の障害はあるが、患者さんの反応から答えを同定できる→1点 ・コミュニケーションが断片的で、患者さんの反応から答えを同定できない→2点 ・昏睡患者（1a＝3点）→3点

番号	項目	スコア	解説
10	構音障害	□0：正常 □1：軽度～中等度の障害 □2：高度の障害	●失語がなければ、単語カードを見せて読んでもらう、または復唱してもらい、話し方を確認 ・重度の失語には、自発語の不明瞭さで判断 ・気管挿管や発語ができないなどの障害には検査不能(UN)として理由を記録 ・検査で構音障害がないと確認できる→0点 ・構音障害には、検者が言葉を理解できるかで評価する。理解できないほど不明瞭か理解不能な言葉→2点 単語カード ママ はとぽっぽ バイバイ とうきょう かたつむり バスケットボール
11	消去現象と注意障害	□0：正常 □1：不注意or消去（1つの感覚様式） □2：著しい半側不注意or消去（2つ以上）	●両側とも認識できるか検査する ・目を閉じてもらい、顔面や上肢の左右に片方ずつ触れて、どちらに触れたか尋ねる ・触った方を正しく答えられたら、左右同時に触れて「両方に触れた」と答えられるかを確認 ・視覚は左右両側の視野で同時に指を動かして見せる。聴覚は目を閉じてもらい、左右両側の耳の横で指をこする。視覚・聴覚は片側ずつ刺激し、正しく判断できたら、両側同時刺激で「両側の刺激がある」と答えられるかを確認 ・視覚、触覚、聴覚、空間、自己身体のうち、1つの感覚様式で不注意がある→1点、2つ以上の感覚様式で不注意がある→2点

Try! 練習問題

患者さんの様子から、NIHSSを用いて評価してください。
- NIHSSは 0 〜42点で評価します。
- 点数が高いほど重症です。0点は無症候、20点以上は非常に重症。

問題1

右上下肢の脱力感があり、Walk in にて来院した。右上下肢の麻痺を確認すると、挙上できるが10秒以内に下垂してしまう。

答え 答えは、NIHSS**2点**で軽症です。右上下肢は90度挙上できますが10秒以内に下垂してしまうため、右上肢**1点**、右下肢**1点**で計**2点**です。

問題2

昨日の夜から、右上下肢の動きにくさがあるうえ、水を飲むときに右の口からこぼれてしまう。また、しゃべりにくさも自覚したため、救急搬送された。呼びかけで覚醒する。ナースによる「目を閉じてください」の指示には従えるが、握手ができない。右上下肢とも、ベッド上での移動はできるが挙上ができなかった。

答え NIHSS**11点**で中等症です。内訳は、次の通りです。
- 簡単な刺激で覚醒……**1点**
- 「目を閉じてください」の指示には従えるが、握手ができない……**1点**
- 右の口角下垂がある……**2点**
- 右上下肢とも、ベッド上での移動はできるが挙上ができない……**6点**（右上肢3点、右下肢3点）
- 呂律が回りにくく、不明瞭でわかりにくい……**1点**

問題3

痛み刺激で反応がなく、JCS Ⅲ-100〜300の意識状態がある。指示が入らないうえ開眼もしないため、NIHSSで評価しようと思っても困難に。

答え 5a〜7までの項目は、必然的に最高点数となります。意識障害が重度の場合は、運動失調の評価ができないため、最重症度の**40点**に。意識障害があっても【5上肢、下肢の運動】の評価は必ず実施してください。

問題4　感覚性失語により言葉の理解ができず、指示が入らない。

答え 項目別に考えてみましょう。

【1b意識障害−質問】気管内挿管、口腔外傷、構音障害などで評価できない場合は**1点**、失語で評価不能な場合は**2点**です。

【1c意識障害−従命】失語で指示が入らないときは、パントマイムを使用して実践してみましょう。

【2最良の注視】指示が入らないとむずかしい項目。"人形の目"手技で反応があれば**1点**になります。

> **"人形の目"手技**：脳幹障害がなければ、頭を上下左右に動かすと眼球はその運動方向と反対方向に動きます。このような方法を使って評価し、眼球が動けば**1点**になります。

【4顔面麻痺】パントマイムで実施しましょう。意識障害があるときは、痛み刺激を加えて評価します。反応がまったくない場合は**3点**です。

【5上肢、6下肢の運動】意識障害、失語があっても必ず評価します。

【7運動失調】言葉が理解できれば、評価は可能。理解力のない患者さんでは**0点**になります。

【9言語】失語の場合はしっかり評価します。失語があって、言われていることはわからなくても、絵を見せると発語する場合もあります。

【10構音障害】言葉の評価を行うことを伝えてはいけません。失語の場合は、自発語の構音の明瞭さを評価してみます。

つまり全失語で評価できない場合は、**2点**になります。

▶瞳孔の見方

　瞳孔は、縮瞳や散大することで、目に入る光の量を調整しています。瞳孔の動きには、動眼神経や視床下部にある交感神経系が関係しています。そのため、頭蓋内で異常が起きた場合、瞳孔や眼球運動の観察から数多くの所見が得られます。病変を予知するために、瞳孔の見方を覚えておきましょう。

瞳孔の正常範囲

　円形で、2.5〜4.0㎜の大きさがあり、左右対称であることが基本です。2㎜以下を「縮瞳」、5㎜以上を「散瞳」と表現します。瞳孔は観察する部屋の光の状況でも変化し、明るいところでは縮瞳し、暗いところでは散瞳します。これを瞳孔の**対光反射**といいます。

対光反射の測定方法

対光反射のしくみ

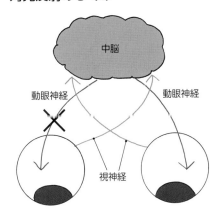

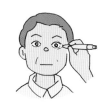

　患者さんには遠くを見てもらい、ペンライトの光を片目ずつ当てます。目の外側から内側へ向かって光を当て、対光反射を確認します。光に反応して、迅速に縮瞳すれば正常です。
瞳孔左右等大（isocoria〜アイソコリア）
瞳孔左右不同（anisocoria〜アニソコリア）

　対光反射とは、瞳孔に光を当てると瞳孔が小さくなること（縮瞳）です。

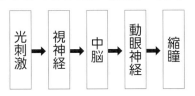

覚えておこう！
白内障の患者さんは、対光反射がわかりにくいことがあります。また、麻酔の深度や種類次第でも対光反射はなくなります。

瞳孔の異常

　左右の瞳孔の大きさに、0.5㎜以上の差がある場合は異常と判断されます。原因となる疾患を覚えておきましょう。

●脳ヘルニア
病巣が、小脳テント脇から動眼神経核のある中脳を圧迫するためです。

●脳動脈瘤（内頚動脈、後交通動脈分岐部）
脳動脈瘤が、動眼神経を圧迫するためです。

ホルネル（Horner）兆候とは？

瞳孔の散大には、頸部の交感神経も関わっています。頸部が障害を受け、**縮瞳**や**片側の眼瞼下垂**などの症状が現われることを**ホルネル兆候**といいます。

眼球のさまざまな異常

　次の症状のときは、頭蓋内でどのようなことが起こっているでしょう。患者さんをよく観察し、原因を把握することが大切です。

ピンホール（瞳孔が1mm以下）	瞳孔が散大（5mm以上）
●脳幹梗塞、脳幹出血を起こして、脳幹が損傷を受けている。 ●抗コリン作用が働く睡眠導入剤などによって中毒症状が起こっている。	●痙攣発作時、動眼神経麻痺時に症状が出現することがある。 ●脳幹の圧迫で両側ともに散大している場合は予後不良。

共同偏視がある

●**病側への偏視**……被殻出血がある。
　中大脳動脈領域の広範囲な梗塞。

●**一側が外方または外下方に偏位**……動眼神経麻痺がある。

●**鼻先、内下方への偏視**……視床出血がある。

●**一側が外旋または外上方に偏位**……滑車神経麻痺がある。

●**健側への共同偏視**……脳幹障害（橋出血、橋梗塞のいずれか）がある。

●**一側が内方に偏位**……外転神経麻痺がある。

▶mRS

mRS（modified Rankin Scale）は、脳卒中または他の神経学的障害の原因を患った場合の、障害の程度または日常生活における自立度を評価する指標です。病棟で急性期を過ぎた患者さんの**自立度を評価**するのに、よく用いられています。

mRS

0	まったく症状がない	自覚症状および他覚症状がともにない状態
1	●症状はあっても、明らかな障害はない ●日常の勤めや活動はできる	自覚症状、他覚症状はあるが、発症以前から行っていた仕事や活動に制限はない状態
2	軽度の障害：発症以前の活動がすべてできるわけではないが、自分の身の回りのことはできる	発症以前から行っていた仕事や活動に制限はあるが、日常生活は自立している
3	中等度の障害：何らかの介助を必要とするが、歩行は介助なしにできる	買い物や公共交通機関を利用した外出などには介助を要するが、通常歩行、食事、身だしなみの維持、トイレには介助を必要としない
4	中等度〜重度の障害：歩行や身体的要求には介助が必要	通常歩行、食事、身だしなみの維持、トイレなどには介助を必要とするが、持続的な介護は必要としない
5	重度の障害：寝たきり、失禁状態で、常に介護が必要	常にだれかの介助を必要とする状態
6	死亡	

一般的に、次のように判断します。
- mRS 0〜2 → 自立
- mRS 3〜4 → 部分的介助
- mRS 5 → 全面介助

できるだけmRS
0〜2を目指し
ましょう

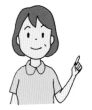

▶ MMT（徒手筋力テスト）

MMTは、筋力評価方法のひとつです。それぞれの筋肉で、筋力が低下しているかどうかを6段階で評価します。脳卒中の現場では、神経障害、麻痺の程度の判定に使われます。

- 日常生活動作を介助なしに行えるかどうかの判断は、MMT3以上の評価が必要です。
- 検査者の主観によって判定することが、MMTの問題点といわれています。検査者によって評価が分かれる可能性があるので、十分な知識と技能を修得しておきましょう。

MMT（徒手筋力テスト）

状態	評価	機能段階
筋収縮なし	Zero(0)	0
わずかに筋収縮あり	Trace(T)	1
重力を除けば全可動域が動く	Poor(P)	2
重力に打ち勝って完全に動く	Fair(F)	3
いくら抵抗を加えても、なお重力に打ち勝って完全に動く	Good(G)	4
強い抵抗を加えても、なお重力に打ち勝って完全に動く	Nomal(N)	5

0：筋収縮なし	1：わずかに筋収縮あり
「力を入れてください」と言ってもまったく反応がない。完全麻痺。	その場から足や手は動かないが、筋肉の収縮が見られる。関節の動きはない。

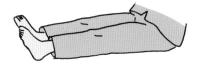 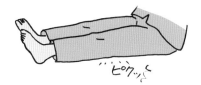

2：重力を除けば全可動域が動く	3：重力に打ち勝って完全に動く
ベッドの上に置いた四肢が横には動くが、上には上がらない。水平運動のみできる。	ベッドの上の四肢が横にも上にも動く。上肢は挙上可能、保持は困難。下肢は膝を立てることが可能。寝たまま下腿の挙上は困難。

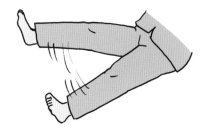 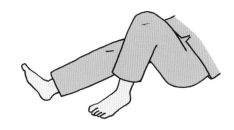

4：いくら抵抗を加えても、なお重力に打ち勝って完全に動く	5：強い抵抗を加えても、なお重力に打ち勝って完全に動く
上に挙げようとする上肢、下肢を軽く手で押さえても動く。上肢は挙上できるが弱い。下肢は膝立可能で挙上できる。	上に挙げようとする上肢、下肢を強い力で押さえても上がる。上肢、下肢は挙上可能。

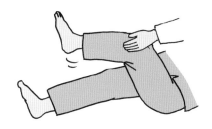 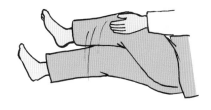

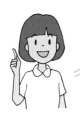

指示や意識が悪くて、評価できないときはどうすればよいですか？

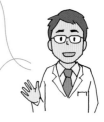

MMTを測定するときは、患者さんへの指示が入り、正しく理解できるという前提が必要不可欠です。失語や意識レベルの悪い患者さんの評価は、現場では次のようにしています

患者さんの指先にペンなどを押しつけるなど痛み刺激を与え、動きの状態を観察します（0〜3までの評価）。

- 痛み刺激でもまったく動かない……0
- 少しでも反応がある……1
- 手を左右に動かすような水平移動は見られない……1
- 痛みで手を引いたり、横の水平移動があったりするが、重力に反して挙上できない……2
- 重力に反して通常の反応ができる……3

覚えておこう！

「痛み刺激を加えてまで評価するのはかわいそう」と思うことはありません。痛み刺激を加えてまで評価するのは、その結果により、緊急治療や追加治療、検査が必要になる場合があるからです。ただし予後不良で、家族、本人がDNR（蘇生措置拒否）を希望している患者さんには、急性期であっても安楽面を最重要視し、痛み刺激を加えてまで検査をしない場合があります。

Try! 練習問題

患者さんの様子から、MMTを用いて評価してください。

74歳、男性。脳梗塞で入院7日目。リハビリは順調に進み、杖歩行ができるまで回復していた。ナースが配膳のため訪室すると、意識状態が悪くなっているところを発見される。

- 意識状態が悪くなる前は、MMT左上肢4、下肢4だった。
- 麻痺を確認しようとしたが、指示が入らない。
- 左の指先に痛み刺激を加えると、払いのけるような動作があったが、挙上はできない。
- 左の下肢に痛み刺激を加えてみると、指先に動きが見られたが、水平移動ができない。

上肢は、払いのけるような関節運動が見られますが、重力に打ち勝って挙上ができないため2です。下肢は、指先に動きが見られるなどわずかな筋収縮がありますが、水平移動ができないため1です。

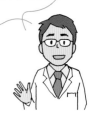

代表的症状から考える
脳疾患とケア

代表的な症状と、そこから推測される脳疾患を解説します。脳疾患には、脳血管疾患をはじめ、脳腫瘍、頭部外傷、炎症、奇形など、さまざまなものがあります。患者さんをよく観察し、呼吸、循環、代謝などの生体情報および意識障害や麻痺など神経症状の推移を把握しましょう。そのうえで、適切な看護ケアを心がけてください。

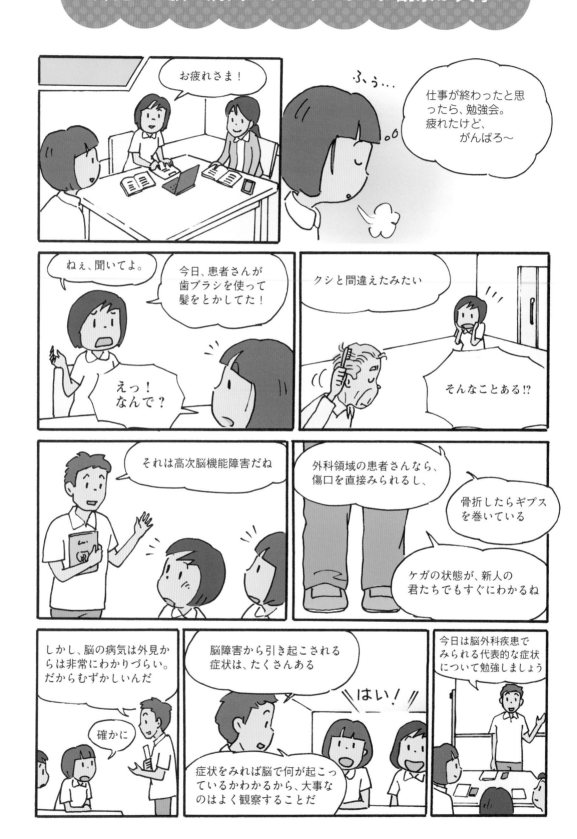

▶頭痛・嘔吐

Pick up 1 頭痛には、1次性頭痛と、2次性頭痛がある

　頭痛は、一般の外来診療で多く認められる訴えのひとつであり、その原因は多種多様です。男性よりも女性のほうが頭痛の症状を訴えることが多い傾向にあります。命に関わる頭痛と、関わらない頭痛の見極めがとても大切です。

●**1次性頭痛：頭蓋内に病変なし**
片頭痛、緊張型頭痛、群発頭痛

●**2次性頭痛：頭蓋内に病変あり**
くも膜下出血、脳出血、脳腫瘍、髄膜炎、頭部外傷（慢性・急性硬膜下血腫、急性硬膜外血腫）、水頭症など

Pick up 2 頭痛の90%以上は、1次性頭痛

　脳外科一般外来を受診される患者さんの主訴で、一番多い症状は頭痛とめまいです。その9割以上は、脳に異常がない1次性頭痛です。主原因は、ストレス、疲労、寝不足といわれています。通常、首、肩の筋緊張（肩こり）や姿勢の悪さなどがベースにあります。

片頭痛の主な特徴
- ●思春期〜中年（女性）に多い
- ●1カ月に1〜2回、発作が起こる
- ●数時間〜3日間持続する
- ●日常生活に支障をきたす痛み
- ●吐き気、嘔吐、まぶしい、音に敏感
- ●頭の片側がズキンズキンと痛む
- ●体位の変換や運動で痛みが強くなる
- ●大きな原因は、ストレス、疲労、睡眠不足

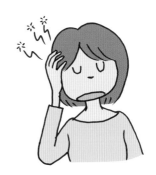

- 1次性頭痛の中で最多である
- 頭痛患者の半数を占める
- 高齢化社会、デスクワーク、スマートフォンの普及で、近年圧倒的に多い
- 非拍動性で、頭部の両側を締めつけるような痛み

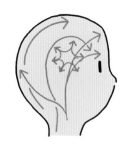

群発頭痛の主な特徴

- 大きな原因は、ストレス、疲労、睡眠不足で、ため込んだ疲労が突然吹き出す頭痛
- 片側の眼窩から側頭部にかけて、えぐられるような痛みがある
- 深夜に突発的に生じることが多い
- 約15分〜3時間持続し、1〜2カ月間連日起こる
- 若年男性に多い

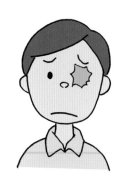

Pick up 3　命に関わる疾患がある2次性頭痛

　2次性頭痛は、頭部外傷や血管障害など原因がはっきりしている頭痛です。そのため画像検査（CT、MRIなど）を行い、原因疾患がないか見極めていきます。原因によって意識障害や局所神経所見など症状が異なり、命に関わる疾患も潜んでいる可能性があるため注意が必要です。

- 突然発症し今まで経験したことのないような頭痛
  ➡くも膜下出血
- 意識障害や麻痺など局所神経所見を伴う頭痛
  ➡脳出血

　脳外科疾患で頭痛・嘔吐が出る場合は、脳の中の何かしらの病変によって脳が腫れ、**頭蓋内圧が上昇している**ことが予測されます。**頭蓋内圧亢進による嘔吐**は、**延髄にある嘔吐中枢が圧迫・刺激されて起こります。**

・どのような頭痛か
・脳の中で何が起きているか
・命に直結する頭痛かを
　見極めよう

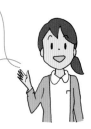

Pick up 4 頭痛のケアポイントは、安静・鎮痛薬・環境調整

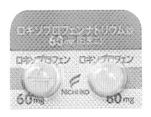

　頭痛は脳実質が痛むと思われがちですが、9割以上は、頭にある筋肉、頭蓋骨を覆う骨膜、皮下の神経や血管などが痛みを感じている症状です。患者さんをよく観察し、痛みの出ている部位を見極めて、その人に合ったケア方法を心がけましょう。

観察項目

- 症状が現われる様子
- 強さ
- 継続しているか
- 悪心・嘔吐、流涙（りゅうるい）、しびれ、めまいなどの随伴症状

具体的なケア

①安静

　楽な姿勢で臥床し、刺激の少ない落ち着いた環境を整えます。

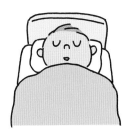

②鎮痛薬

　痛みが強くてストレスが大きい場合は、薬剤で鎮痛します。

よく使用される薬剤：**ロキソプロフェンナトリウム錠**

③環境調整

　精神的ストレスや緊張は、頭痛を誘発・増悪させやすくなるため配慮が必要です。ドアの開閉音や足音、話し声、消毒薬や花の強い香りなどの刺激を避けるように、環境調整をしましょう。

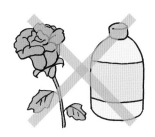

Pick up 5 嘔吐・吐き気のケアポイントは、「誤嚥予防」と「血圧管理」

　吐き気は、しばしば嘔吐へ移行します。いち早く原因を見極め、めまいなど他の症状が伴っていないかといった観察も必要です。また、嘔吐時は「誤嚥性肺炎」や「脳出血の再発」のリスクがあることを、頭に入れておきましょう。

具体的なケア

①安静

　楽な姿勢で臥床し、刺激の少ない落ち着いた環境を整えます。

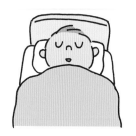

②ガーグルベースンなどを準備

　いつ嘔吐してもいいように、ガーグルベースンなどを手の届くところに準備しておきます。

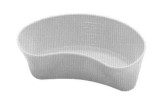

③口腔ケア（誤嚥予防）

- ●嘔吐後は、胃酸や嘔吐物で口の中に不快感が残ります。口腔内を清潔にしてあげましょう。
- ●意識がない場合は、嘔吐したものが誤って気道に入って誤嚥してしまうことがあるので、体と顔を横向きにする（側臥位）など、体位に気をつけてください。口の中に残った吐物は丁寧に取り除き、気道を確保します。
- ●嘔吐時は血圧が上昇するため、脳出血の患者さんの場合、再出血に注意します。その場合、制吐剤や降圧剤を検討します。

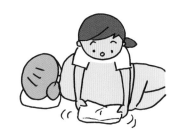

よく使用される制吐薬：**塩酸メトクロプラミド**

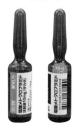

よく使用される降圧薬：**ニカルジピン塩酸塩**

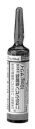

▶運動麻痺

Pick up 1 一次運動野からの錐体路が障害されると、運動麻痺が起こる

運動麻痺とは、動かそうとしても思い通りに動かない状態です。脳や脊髄から末梢神経までの運動神経や、筋肉のどこかに障害が起こることが原因です。**片麻痺、単麻痺、対麻痺、四肢麻痺**など、どこが障害されたかによって運動麻痺が現われる部位が異なります。**延髄錐体**よりも上位に障害があると、**障害部位と対側**の運動麻痺が出現します。

体を動かすメカニズム

自分の意志によって体を動かす**随意運動**の中枢は、大脳皮質の**一次運動野**にあります。随意運動の指令は、一次運動野から**皮質脊髄路（錐体路）**と呼ばれる神経線維を通り、延髄や脊髄・末梢神経を経由して筋肉へ伝えられます。したがって、その経路のどこかが障害されると運動麻痺が起こります。

運動麻痺の原因となる脳疾患

脳梗塞、脳出血、くも膜下出血、急性硬膜下血腫、急性硬膜外血腫、慢性硬膜下血腫、もやもや病、脳挫傷、外傷性くも膜下出血、脳腫瘍など

皮質脊髄路（錐体路）

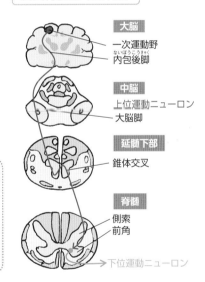

大脳
一次運動野
内包後脚（ないほうこうきゃく）

中脳
上位運動ニューロン
大脳脚

延髄下部
錐体交叉

脊髄
側索
前角

→下位運動ニューロン

Pick up 2 運動麻痺はMMTで評価する

運動麻痺は、ADLが著しく障害されることはもちろん、QOLも低下します。MMT（48ページ参照）で継続的に評価できるようにし、適切なケアをしましょう。

メリット……簡便で、かつ共通の評価項目で患者さんの状態変化をいち早く把握できます。

デメリット……個別の筋力を評価するため、脳卒中の運動麻痺のように複数の筋群が障害を起こす場合には、大まかな評価しか行えません。

バレー徴候、ミンガッチーニ徴候、ブルンストロームステージで、上肢・下肢の評価を

　MMTのほかにも、運動麻痺の評価法があります。代表的なのが、バレー試験、ミンガッチーニ試験、ブルンストロームステージで、運動麻痺の精査はできませんが、上肢・下肢を対象に、軽度の運動麻痺が評価できます。

バレー徴候

　上肢と下肢の軽い運動麻痺を確認するバレー試験（上肢挙上試験）で、認められる症状です。脳出血や脳梗塞を中心に、その他の錐体路障害をきたす疾患を調べる目的で行われます。

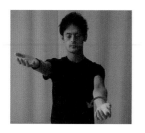

　手のひらを上に向けた状態で、両腕を前方に伸ばして水平挙上させ、そのままの位置を保つように指示します。

麻痺がある場合

　写真は左麻痺。麻痺側上肢は回内（手のひらが内側に曲がりながら回る）、くぼみ手、下垂などが見られます。麻痺が明らかなほど、複数の症状が同時に現われます。

ミンガッチーニ徴候

　下肢麻痺の簡便な評価法として行われる、ミンガッチーニ試験から認められる症状です。

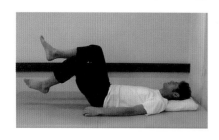

　仰臥位で、足を挙上したまま両側下肢の股関節と膝関節を90度屈曲し、空中に保持させます。

麻痺がある場合

　麻痺側下肢は徐々に下垂していきます。写真は左麻痺のため、左下肢が下垂しています。

ブルンストロームステージ

　脳卒中における運動麻痺について、片麻痺の回復過程をステージ化した評価法です。連合運動や共同運動からの分離の度合を測定し、運動麻痺からの回復過程を診断します。ステージⅠ～Ⅵまであり、上肢や下肢、手指などの評価を行います。ステージが上がるほど回復していることを示しています。

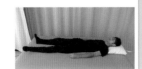
I	脳卒中初期に見られる、筋肉が弛緩した状態です。患者さんは、麻痺の部位を動かすことができません。		IV	共同運動から逸脱し、それぞれの関節が少しずつ分離して動くようになります。
II	あくびやくしゃみなどをしたとき、腕や指が曲がる、下肢が伸びるなど、わずかな筋収縮や運動が起こります。		V	共同運動や痙性の出現が弱まり、より多くの分離運動が可能になります。
III	共同運動による関節運動が明確にあります。		VI	共同運動・痙性の影響がほとんど見られず、運動の協調性や速度も正常化します。ぎこちなさは多少残るものの、それぞれの関節も自由に動かせるようになります。

Pick up 4 看護ケアのポイントは、ADLの援助やROM訓練

　脳卒中の運動麻痺により、拘縮、ウェルニッケマン肢位、片手症候群が見られることがあります。ドクターの指示に従って、患者さん本人が健側でサポートしながら、麻痺側の運動を行うように促しましょう。その際、四肢の麻痺の程度や関節拘縮の有無を、よく観察してください。リハビリテーションスタッフとも情報を共有し、ADLの質を向上させることが大切です。

①ADLの援助

　食事、排泄、移動、更衣、整容といったADLのサポートを行います。更衣では、ゆったりして伸縮性のある洋服が着替えやすいです。麻痺側から着衣し、健側から着脱する（整容）のが基本。上着では、ボタンのかけ外しが困難なことがあるので、面ファスナーにするとスムーズです。

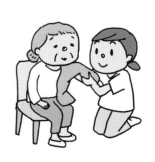

②ROM訓練（関節可動域訓練）

リハビリ時の疼痛の有無を確認し、ROM訓練（関節可動域訓練）を実施します。**運動麻痺では拘縮が起こりやすいので**、体を自由に動かせない患者さんに対して、関節の拘縮・変形予防を目的としています。ナースが介助に入るものを「他動運動」、患者さんが自分で実施するものを「自動運動」といいます。

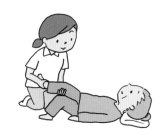

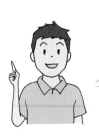

ガイドラインでは、機能障害および能力低下の回復を促進するために、早期から積極的にリハビリテーションを行うことが強くすすめられているんだ

③良肢位を保つ

関節拘縮を最小限にすると同時に床ずれ予防も目的に、枕やクッション、シーネなどを用いて良肢位を保つようにします。

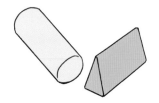

④食事の工夫

握りやすいスプーンやフォーク、取っ手付きお椀などの**自助具**があると便利です。対側の手で食器を抑えることができないため、**滑り止めマット**の使用もおすすめ。食材を食べやすいように細かく刻むといった**食形態の工夫**も必要です。

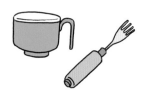

⑤車イスへの移乗の介助

車イスを使うときは、健側へ用意します。必要であれば患者さんの体を支え、静かに車イスへ座れるようにサポートしましょう。移乗するときや移動には、患者さんが**立位をとり**、**両足底を床につけて一歩を踏み出す**ように促します。

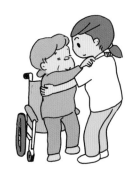

▶ 感覚障害

Pick up 1 脊髄視床路が障害されると症状が現われる

感覚の鈍麻や知覚の異常など、感覚神経に異常が認められるのが感覚障害です。末梢にある、感覚受容器（皮膚・粘膜・筋・腱・関節など）から、大脳皮質の感覚野までの経路（**脊髄視床路**）が障害されることによって起こります。

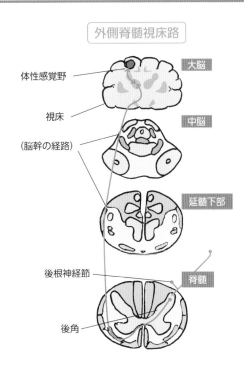

外側脊髄視床路

体性感覚野
視床
（脳幹の経路）
後根神経節
後角

大脳
中脳
延髄下部
脊髄

感覚障害の評価法

感覚検査	方法	異常所見
触覚	ティッシュなどで左右の顔面・上肢・体幹・下肢を触る。刺激が分かった時点で「はい」と答えさせる。 軽く触れる　　なでる	健常側と比べて鈍麻しているか、左右差を確認する。

感覚検査	方法	異常所見
温覚・痛覚 (温覚と痛覚は同じ伝導路なので、臨床では簡便に行える痛覚評価のみを実施することが多い)	ペン先などで、左右の顔面・上肢・下肢に触る．刺激が分かった時点で「はい」と答えさせる。	非麻痺側と比べて鈍麻しているか、左右差を確認する。
深部感覚	検者が検査側の上肢もしくは下肢を動かしたあとに、それと同じ肢位を非検査側で模倣させる。 自分の手足がどこにあるか感覚を調べる。 右脚を左脚と同じように曲げてください 左脚をナースが持ち上げ「右脚を左脚と同じように曲げてください」と言う。	適切に模倣できない。

臨床上の注意点

- 麻痺は軽度でも感覚障害が生じている場合は、立位や歩行時にバランスを崩すことが多いです。
- 患側管理が不良になり、麻痺側上肢を下敷きにしてしまうことがあります。肩の痛みの原因になることが多いので、注意しましょう。

看護ケアのポイント

体位変換・姿勢保持

体位変換などの介助や車イス移乗のタイミングでは、患側が挟まれていないかなど、姿勢保持に気をつけてください。

皮膚の観察

感覚障害があると、温度を感じることがむずかしくなります。入浴や洗面のとき、水温の確認は健側で行うようにします。

▶ 運動失調

Pick up 1 特に立位、歩行、手指の動きで、スムーズな動きができない状態

　運動失調とは、筋力は正常ですが、目的の運動に関係する協調性が悪くなるため、効率よく動けなくなる状態です。障害部位により、**小脳性、脊髄後索性、前庭迷路性の大きく３つに分類されます**（小脳病変以外にも起こります）。特に立位や歩行でバランスを崩すため、代表的な症状は、起立・歩行時のふらつきです。手の細かな動作も障害されます。仰臥位で動けても立位以上では介助を要することがあるので、慎重に対応しましょう。

表1

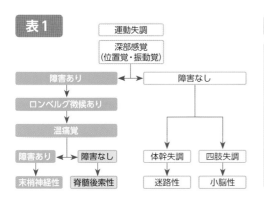

表2

症状	小脳性	脊髄性
深部感覚障害	－	＋
ロンベルグ徴候	－	＋
測定異常	＋	＋
振戦	＋（企図振戦）	＋（粗大振戦）
歩行	よろめき歩き	床を見ながらパタパタ歩く
構音障害	＋	－
腱反射	軽度定価	消失

小脳性運動失調の評価法

指鼻試験……上肢の運動失調を確認できます。

❶示指を患者さん自身の鼻に当てさせる

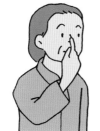

患者さんが自分の鼻を人差し指で触る

❷検者の指先に触れてもらう

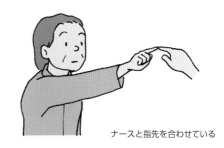

ナースと指先を合わせている

❸①〜②を繰り返す　**異常所見があると……**　● 目標の手前で止まる　● 行き過ぎる　● 目標に近づくと、震えがひどくなる

踵膝試験……下肢の運動失調を確認できます。

❶仰臥位になり、踵を直角に曲げる

❷踵を対側の膝につける。
　踵で2回トントンと軽く叩く

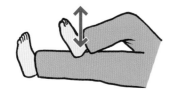

❸踵で脛を伝いながら足首まで
　下降させる

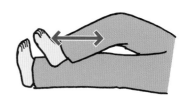

❹踵が足首に達したら元の位置に戻す

❺②〜④を繰り返す

異常所見があると……

● 踵が膝にしっかりと乗らない
● 脛に沿わせながら足首まで正確に到達できない
● 動作がぎこちない

Pick up 2　看護ケアは、転倒リスクやめまいに注意

　運動失調からくる転倒など、二次的な事故の防止に注意してください。また、精神的なダメージも大きいので、残された機能を駆使しながら、できるだけ自立した生活ができるように励まし、サポートしましょう。

転倒・転落リスクを見逃さない

　麻痺が軽度であっても、座位や立位姿勢でバランスを崩して転倒・転落をすることがあります。後ろから声をかけると驚いてバランスを崩しやすいので、気をつけてください。ズボンの丈に注意する、スリッパのような転びやすい履物を避ける、段差をなくすなどして環境整備にも配慮を。患者さんをよく観察し、介助が必要なタイミングを見逃さないでください。

めまいや吐き気に注意して

　小脳失調などの場合、強いめまいや吐き気を訴えることがよくあります。ただし、患者さんのペースでゆっくり動くと軽減する場合が少なくありません。患者さんにも説明し、ベッドから起き上がるときなど、ゆっくり行ってもらいましょう。
　吐き気があるときは、食べやすいものや水分摂取を優先します。ドクターに相談して、適切な症状緩和の投薬も有効です。

▶ 高次脳機能障害

Pick up 1
言語、記憶、注意、意識、行為、情緒 などの機能が障害される

　高次脳機能とは、認知のこと。認知とは、言語、記憶、注意、意識、行為、情緒といった機能の総称です。脳卒中、頭部外傷、脳炎など、「脳組織にダメージを与える」疾患や事故などが原因で認知機能が障害された状態を、**高次脳機能障害**といいます。外見上は障害が目立たない、本人が障害を認識できていないことがあるといった「わかりにくい障害」のため、注意しなければいけません。

Pick up 2
原因疾患として多いのは、 脳血管障害

　高次脳機能障害は、さまざまな疾患が原因で症状が現われます。急性期から見逃さないように、患者さんをよく観察しましょう。

●**脳血管障害**……脳内出血、脳梗塞、くも膜下出血、もやもや病
●**頭部外傷**……硬膜外血腫、硬膜下血腫、脳挫傷、びまん性軸索損傷
●**感染症**……脳炎、エイズ脳症
●**自己免疫疾患**……全身性エリテマトーデス、神経ベーチェット病
●**中毒疾患**……薬物中毒、一酸化炭素中毒、アルコール中毒
●**その他**……脳腫瘍、多発性硬化症、正常圧水頭症

高次脳機能障害の原因は、脳血管障害が8割を占め、次いで頭部外傷が約1割といわれているの

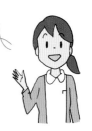

注意障害、記憶障害、視覚失認など、いくつかの種類がある

高次脳機能障害にはいくつかの種類があり、症状はさまざまです。単独で症状が現われることは少なく、多くの場合いくつかの症状が重複して見られます。

高次脳機能障害の代表的な種類と症状

障害	病巣	主な症状
注意障害	右半球、広範囲の脳損傷	● ボーッとしてしまう ● 簡単なミスが多くなる ● すぐに気が散る ● あらゆる出来事に対する反応が鈍い ● 一度に複数のことを行うと混乱する
記憶障害	視床、海馬	● 新しいことを覚えられない ● その日の予定が覚えられない ● 同じことを何度も聞いたり、話したりする ● 日付や場所が分からない
視覚失認	両側後頭葉	● 見ただけで、それが何であるか呼称できない ● 物を立体的にとらえられない
半側空間無視（USN）	右半球頭頂葉	● 無視側にある物にぶつかりやすい ● 角を曲がるときにぶつかる ● 食事で無視側の皿に気づかない ● 無視側を向けない
肢節運動失行	左半球縁上回	● 道具がうまく使えない ● 動作がぎこちなくて、うまくできない ● 一連の動作の手順が分からない
遂行機能障害	前頭葉	● 逐一、指示されないと行動できない ● 優先順位を決めることができない ● 行き当たりばったりの行動をする
失語	左半球	● 意思はあるが、言葉が出てこない（運動性） ● 相手の話していることが理解できない（感覚性）

主な原因病巣

　高次脳機能障害の生じる、代表的な脳損傷部位を示しています。ただし、他の部位の損傷でも障害が見られることがあります。

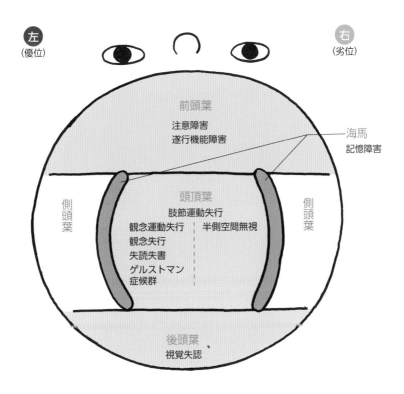

注意障害

　注意力が低下するため気が散りやすく、簡単なミスが多くなります。具体的には、ボーッとしてミスが目立つ、同時に2つのことを行うとパニックになる、長く作業を続けられない、といったことが起こります。

看護ケアのポイント

- 小さな刺激でも動作が中断されやすい状態です。静かな場所を確保し、集中しやすい環境を整えましょう。
- 情報を与えるときは、複数ではなく1個ずつに。ポイントを整理して伝えてください。
- 患者さんが興味を示す課題を準備し、前向きに取り組めるように工夫をします。

記憶とは、情報をある一定期間保つ働きのことで、「短期記憶（一時的に情報を保ち、意識的に操作できる）」「長期記憶（何日も何年にもわたって情報を貯蔵する）」に分類されます。記憶に関連する、記銘、保持、想起のいずれかが障害されます。情報の保持期間により、次のように分けられます。

●**短期記憶障害**……短い時間に起こった出来事の記憶が障害されます。例：ついさっき来客があったことを忘れて、「来客はまだ？」と聞いてしまう
●**長期記憶障害**……長い期間に経験してきた記憶が障害されます。例：自宅からスーパーまでの通い慣れた道がわからない

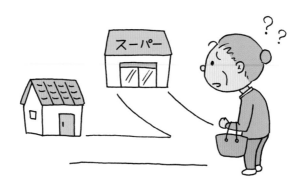

看護ケアのポイント

●覚えておきたい項目を忘れないために、メモやカレンダーに記入するように促しましょう。一緒に確認できると、患者さんも安心です。
●約束やスケジュールの時間を思い出せるように、タイマーをセットすることも有効です。

次の4つの症状が見られる、高次脳機能障害です。4つの症状すべてが現われる人は少なく、多くは部分的に発症します。優位半球（通常左側）の頭頂葉の損傷が原因とされており、脳卒中や事故などをきっかけに発症することが多いです。原因や症状が似ているため、アルツハイマー症候群との区別がつきにくいとされています。

ゲルストマン症候群の４つの症状

●**手指失認**
自分の指が「何指」かわからない。「薬指を出して」と言われても、何指を出してよいかわからない。

●**左右失認**
右か左かがわからない。自分や他人の体の左右の違いを認知できない、空間的な位置関係が分からない。

●**失書**（しっしょ）
文字が書けない。漢字が思い出せない、文字を書けない、文の意味を理解できない。

●**失算**（しっさん）
計算ができない。数の大小関係がわからない。１、２、３……といった順序の把握が苦手になる。

看護ケアのポイント

●**反復学習が効果的**
手指失認や左右失認には、繰り返し課題を与える反復学習が効果的です。「親指はどれですか？」「右手を挙げてください」など簡単な課題を伝え、フィードバックをしながら学習してもらいます。

●**文字を書く練習を促す**
最初は、ひらがなを書く練習から始めます。文字をなぞり、模写をしながら慣れていきます。ひらがなが書けるようになったら、漢字も同じようになぞることから始めます。

●**数字を理解させる工夫を**
「１の次は２」「３の次は４」「４から１減ったら３」など、数の変化をイメージできるような練習をします。鉛筆などの物を使って、数の変化を視覚でとらえられるように工夫すると、理解しやすいでしょう。

半側空間無視（USN）

大脳半球病巣の対側にある刺激に対して、反応できません。視野の障害と異なり、症状に対して認識がなく無関心です。一般的に右利きの場合は、右大脳半球が空間を理解するのに優位な半球となります。そのため、右大脳半球を損傷されると起こりやすいことから、「左半側空間無視」といわれることが多いです。評価には、抹消課題テスト（A）、線分２等分テスト（B）、模写課題（C）などが行われます。

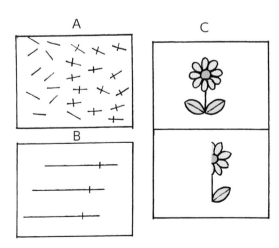

※（A）多くの短い線分に、ひとつずつ印をつけていく。
　（B）線分の中央に印をつける。（C）見本を提示して、同じ絵を描き写す。

看護ケアのポイント

第1段階：健側（無視されていない側）から支援します。患者さんにストレスを与えないようにしましょう。

第2段階：無視側を気づかせるように支援します。
例：車イスのブレーキや食事トレーの無視側に印をつけます。

第3段階：無視を代償できるように支援します。患者さんがセルフケアをする際に、無視側を確認するように指導してください。

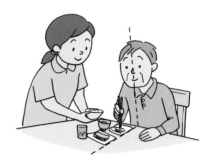

半側空間無視の患者さんは、視力に問題がないのに、目にしている空間に気づきにくくなります。次のことに注意しましょう。
・健側から声をかける　　・食事介助は健側から
・健側から食事を配置　　・左側も見るように声かけを
・食器を入れ替える

失行

　運動麻痺や失調など運動器官に問題がないにもかかわらず、行為に失敗する障害です。「麻痺や感覚障害から動作ができないのでは？」といった評価が必要になります。主に、次のように分類されます。

●肢節運動失行

手先の細かい運動や慣れた動作がぎこちない、歩行時の踏み出しや体の動かし方が拙劣など、動作がスムーズにできなくなります。評価として、ボタンかけなどの巧緻動作を行ってもらい、スムーズに行えるかを確認します。軽度の麻痺との区別がむずかしい場合が多いです。

●観念運動失行

「バイバイ」「ピース」「おいでおいで」や、物品を使用する様子をジェスチャーで示しても、正しくマネできません。評価として、ジェスチャーや、簡単な動作のマネをしてもらい、同じようにできるかを確認します。

●観念失行

物品が何であるかは分かっていますが、使用方法や手順が分かりません。評価として、日常生活上で使用する物品（スプーン、歯ブラシ、くしなど）を渡し、正しく使用できるかを確認します。また、ADL上で実際の動作の確認を行います。

遂行機能障害

　言語、記憶、行為などの高次脳機能が保たれているにもかかわらず、それらを有効に活用できません。つまり、目的に沿って自分の行動を自律的に行う「問題解決能力」が障害されている状態です。

看護ケアのポイント

目標に対し、計画を考え実行する訓練をします。
● 手順をマニュアル化するなど計画を具体的に書き出し、ひとつずつ確実に行います。

失語

　「聞く」「話す」「読む」「書く」といった言葉に関連する機能の障害です（77ページ参照）。代表的なのが、次の4つです。

● 運動性失語（ブローカ失語）

言葉を聞いて理解する機能に問題はありませんが、スムーズに話すことが困難です。具体的には、話し方がぎこちない、言葉が出てこない。

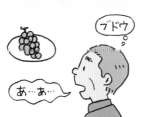

● 感覚性失語（ウェルニッケ失語）

言葉はスムーズに出ますが、聞いて理解することが困難です。具体的には、言葉が理解できない、単語を間違える。

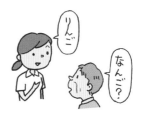

● 健忘失語

話を聞いて理解し、話すこともスムーズです。ただし、単語や物・人の名前が出ない場合があり、回りくどい表現になりがちです。

● 全失語

失語の中で最も重症な症状で、「話す」「聞く」「読む」「書く」のすべてが困難になります。

看護ケアのポイント

● 言語障害のケア（80ページ）を参考にしてください。

▶めまい

Pick up 1 中枢性と末梢性の2つに分類される

めまいは、体のバランスを保つ機能に障害が起こると現われる症状です。「ぐるぐる回る」「周囲が回っている」「ふわふわする」など、患者さんによって訴えが違います。めまいは、中枢性と末梢性の2つに分類することができます。

分類	原因となる疾患	メカニズム	めまいの種類と随伴症状
中枢性めまい	脳血管障害 脳腫瘍	脳出血、脳梗塞、脳腫瘍で小脳が障害される、あるいは脳循環障害が起こり、めまいが生じる	めまいを感じ、悪心・嘔吐、意識障害を伴う
末梢性めまい	メニエール病	内耳にリンパ水腫ができ、前庭や三半規管が障害されてめまいを生じる	回転性のめまいを繰り返す。耳鳴りや悪心・嘔吐、難聴などを伴う
	良性発作性頭位めまい	急に起き上がる、寝返りを打つ、頭の位置を変えたときなどにめまいを生じる	回転性のめまい

検査

中枢性か末梢性かを鑑別するために、MRI、MRAを行います。脳腫瘍の有無、小脳梗塞や脳幹梗塞の有無、MRAでの椎骨動脈、脳底動脈の閉塞や狭窄がないかを確認します。

めまいで発症した小脳梗塞症例。右椎骨動脈が狭小化し（写真左矢印）、右小脳に脳梗塞が発症している（写真右矢印）。

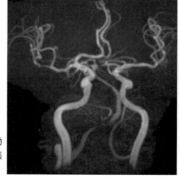
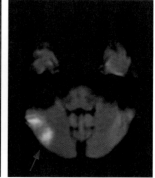

鑑別項目		中枢性めまい （脳幹・小脳の問題）	末梢性めまい （内耳の問題）
特徴	性状	浮動性＞回転性	回転性
	程度	軽度なことが多い	激しい
	経過	長時間、持続性	一過性、反復性
	頭位の影響	なし	あり
随伴症状	耳鳴り・難聴	発症部位により異なる	しばし伴う
	悪心・嘔吐	中等度	激しい
	動悸・冷汗	なし	あり
	その他	構音障害（小脳症状：発声に必要な喉頭筋群などの協調運動が障害され、途切れ途切れな話し方になる）、呼吸障害（脳幹症状）	
眼振		多方向性（水平、垂直）、方向一定性（回転性）	方向一定性、水平、水平回転混同
立ちくらみ		あり	なし
意識障害		発症部位により異なる	なし
緊急性		あり	なし

Pick up

2

脳幹や小脳（椎骨脳底動脈系）が障害されると、中枢性めまいに

中枢性めまいは、主に椎骨-脳底動脈系の脳幹や小脳が障害されると多く出現します。脳幹や小脳には、平衡感覚をつかさどる神経繊維が通っています。脳幹や小脳に梗塞や出血が起こると、それが障害されてめまいが発生するのです。

小脳梗塞

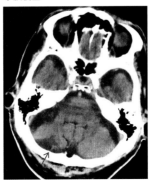

小脳出血

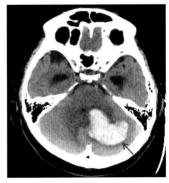

また、**椎骨脳底動脈循環不全**でもめまいが出現します。大動脈から分岐し、脳幹や小脳へ血流を送るのが椎骨動脈や脳底動脈です。動脈硬化がある人やもともと血管が細い人は、椎骨動脈や脳底動脈の血流が悪くなり、脳幹や小脳が障害されてめまいを起こします。

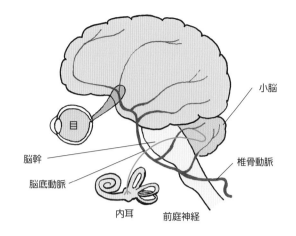

小脳

脳幹

椎骨動脈

脳底動脈

内耳　　前庭神経

Pick up

3

内耳の疾患が原因で生じる末梢性めまい

末梢性めまいは、内耳を中心とした疾患が原因で発症します。メニエール病、良性発作性頭位めまい、前庭神経炎、突発性難聴、内耳炎などが原因疾患として知られています。

良性発作性頭位めまい

末梢性めまいの中で、最も多いのが良性発作性頭位めまいです。原因として、前庭器（耳石器）の耳石の異常が関係しています。耳石はカルシウムの小さな粒なので、カルシウムの代謝障害によってはがれやすく、異常を招きやすいのです。骨粗しょう症も良性発作性頭位めまいの原因となるため、中高年以降の女性に多く見られます。耳石が動いているときのみ発症するので、症状は持続せず何度も繰り返すことが特徴です。

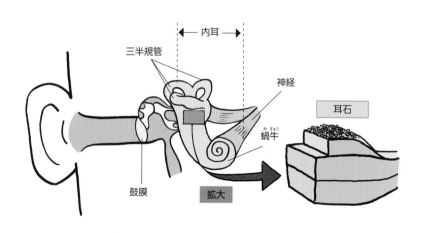

内耳

三半規管

神経

耳石

蝸牛

鼓膜

拡大

Pick up 4 重心動揺検査で、めまいや平衡障害を診断する

　めまい、平衡障害の診断を目的に、重心動揺検査を行います。平衡障害の客観的評価や、障害の程度の把握ができます。また、平衡障害の原因が内耳と中枢のどちらにあるのかという鑑別がグラフ化され、ひと目でわかるようになっています。

重心動揺計

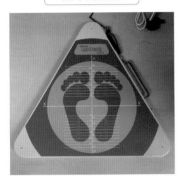

検出台の上に靴を脱いで立つ。1分間直立した体の重心の揺れを開眼時と閉眼時で記録し、その差を検出する。

計測したグラフ

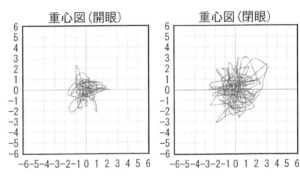

重心動揺の軌跡が線で示される。線の広がり・方向のパターンや、面積などによって評価される。

Pick up 5 治療は、安静と内服薬が中心

　めまいの治療は、薬剤を服用しながら安静にすることが第一です。患者さんがゆっくり休めるように、看護ケアをしましょう。中枢性めまいがあり、小脳や脳幹に脳梗塞や脳出血がある場合は、脳梗塞や脳出血の治療が優先されます。椎骨動脈や脳底動脈に狭窄がある場合は、抗血小板療法や血圧コントロールを行います（強度狭窄の場合は血行再建手術）。

安静

　音や光、振動はめまいを増強します。静かな部屋で、安楽な姿勢で心身の安静をはかれるように環境を整えましょう。めまいがあると日常動作にも影響を及ぼすため、必要に応じて日常生活を介助します。患者さんの動くペースに合わせ、せかしたり、焦らせたりすることがないように配慮します。また、ベッドから起き上がるときには、一気に立ち上がらずにゆっくりと起きてもらい、転倒に注意してください。

内服

　血管拡張作用がある薬剤（アデノシン三リン酸、ベタヒスチンメシル酸塩）を内服し、血流を増やすことでめまいを和らげます。めまいや悪心・嘔吐が強く、内服が困難な場合は、点滴（炭酸水素ナトリウム）に切り替えます。

▶ 言語障害

主に「失語」と「構音障害」に大別される

　言葉を話す、相手の話す言葉を理解することが障害されるのが、言語障害です。脳において言語をつかさどる部位は大脳皮質で、特に**優位半球といわれる左大脳皮質**です。脳血管障害から生じる言語障害は、「失語」と「構音障害」に大きく分けられます。

失語

　大脳にある「ブローカ野」や「ウェルニッケ野」などの言語領域に異常が起こると、言葉が使えなくなります。「話す」「聞いたことを理解する」「読む」「書く」といった、言語にまつわる4つの機能のいずれか、またはすべてに障害が現われます。

構音障害

　「話す」「聞いたことを理解する」ことはできますが、「発音が正しくできない」「滑舌が悪い」といった症状が現われます。

言葉を話す・言葉を聞くメカニズム

　「言葉を話したい」と思うと、左前頭葉にある運動性言語中枢（ブローカ野）から運動野に指令が伝えられます。すると、言葉を発するのに必要な発声発語器官の筋肉を動かし、言葉を話すことができます。

　一方、「聞く」というのは、外部の音の情報を耳でとらえ、言語として認識することです。聴覚野でキャッチされた音の情報は、感覚性言語中枢（ウェルニッケ野）に伝わります。そのとき、音が「言葉」として脳に認識され、瞬時に「何を意味するのか」を把握します。

失語の原因の約90％が脳血管障害で、内訳は、脳梗塞56％、脳内出血29％です（失語症全国実態調査報告による）

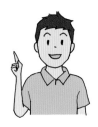

Pick up 2 失語は、「言葉が出てこない」「理解できない」

「話す」「聞いたことを理解する」「読む」「書く」ことに障害が起こるのが失語です。ボールペンや時計などを見せて、名前が答えられるか、こちらの言っていることを理解して会話が成り立つかといったことを確認すると、失語の有無がある程度わかります。代表的な4つのタイプを覚えておきましょう。

失語の代表的なタイプ

運動性失語（ブローカ失語）

言葉を聞いて理解する機能に問題はありませんが、スムーズに話すことが困難です。

- 話し方がぎこちない
- 言葉は理解できるが、うまく出てこない

感覚性失語（ウェルニッケ失語）

言葉はスムーズに出ますが、聞いて理解することが困難です。

- 言葉が理解できない
- 単語を間違える

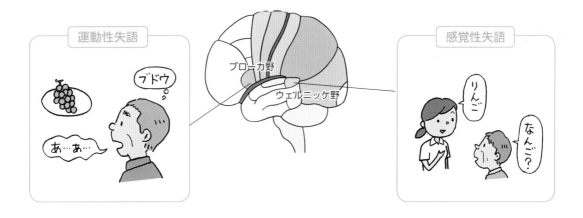

健忘失語

話を聞いて理解し、話すこともスムーズです。ただし、単語や物・人の名前が出ない場合があり、回りくどい表現になりがちです。

全失語

失語の中で最も重症な症状で、「話す」「聞く」「読む」「書く」のすべてが困難になります。

ブローカ野とウェルニッケ野は、脳出血の好発頻度部位ではありません。しかし、これらの言語中枢を連絡する回路の障害でも言語障害が生じます。

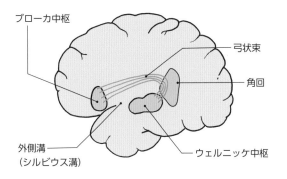

　言語中枢は、ブローカ野とウェルニッケ野が中心になります。この両部位を伝達する言語中枢回路が左図のようにあるため、中大脳動脈支配領域や大脳基底核（被殻、視床など）の出血や梗塞が見られると、ダメージを受けます。

障害されると失語が生じる部位

- ●左被殻
- ●左中大脳動脈領域
- ●左視床
- ●脳幹

大きめの左被殻出血

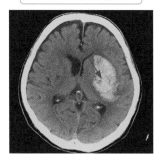

高血圧の未管理による左被殻出血により、全失語の症状が出現。

左中大脳動脈領域の脳梗塞

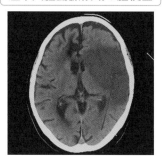

心原性脳塞栓によって左中大脳動脈閉塞が生じ、広範な脳梗塞に。全失語の症状が出現。

Pick up 3 構音障害は、言葉が理解できるものの「滑舌が悪い」

　言葉は理解ができており、伝えたい言葉も頭の中にあります。しかし、うまく発音ができないのが構音障害です。具体的には、「声が出ない」「声は出るものの、明瞭な発音ができない」「特定の音（特にタ行、ラ行、バ行、パ行）が出ない」「呂律が回らない」「舌がもつれる」などの症状が見られます。

　話の内容が相手に伝わりにくく、相手が話し手の言葉に不自然さを感じてしまい、コミュニケーションが困難になります。ただし、筆談でコミュニケーションをとることは可能です。

障害されると構音障害が生じる部位

小脳

　口腔内、口唇の筋肉の微妙な連動で、言語の発音が成り立ちます。それらの筋肉の動きを制御しているのが小脳です。**小脳出血**や**小脳梗塞**があると、うまく筋肉が連動せずに構音障害を生じます。

右大脳皮質

　言語野とは関係ありませんが、口腔周囲の運動野の**梗塞**や**出血**が原因で、口唇や舌の片側が自由に動かせなくなり、うまく発音できなくなります。

Pick up 4 失語は絵カード、構音障害は50音表などを利用してケアを

　言語障害は、言語知識に問題はありません。そのため、相手が思っていることを伝えやすいように働きかけることが大切です。相手の目線と同じ位置に姿勢を低くし、急かさないようにゆっくりと話しかけてください。雑音が少ない場所で話しかけるなど、相手が話しやすい環境づくりも忘れないようにしましょう。

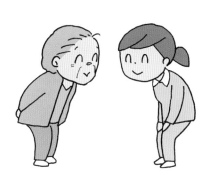

①基本的な姿勢

　言葉はわからなくても判断力はあるので、自尊心を傷つけないように接します。患者さんの発言がわかりにくい場合には、わかったフリをせず、「もう一度、お願いします」と頼んでみましょう。また、ナースの忙しそうな様子は心理的圧迫となり、コミュニケーション意欲の低下につながります。患者さんと接するときは、作業を止めてきちんと向き合い、笑顔で対応できるといいですね。

②コミュニケーション方法

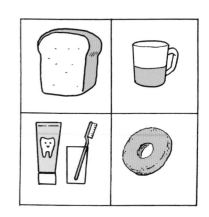

- いきなり話しかけず、「○○さん」と呼びかけ、注意を促しておいてから話しかけます。
- 文字を理解できるなら、単語カードなどを用いると理解の助けとなることがあります。（ひらがなより、漢字を形で覚えていることがあります）
- 言葉の抑揚を豊かにするほか、表情、身ぶりを加えて話しかけます。図を描く、実物を示す、実際にその場へ行くなどの工夫も効果的です（絵カード・単語カードの利用）。
- 「はい」「いいえ」で対応できる問いかけを増やすと、患者さんが答えやすいです。
- 構音障害と異なり、言葉が出ないからといって、文字を書いたり、50音表を指さして言葉をつづったりするのは、患者さんにとってさらに理解困難になるので気をつけてください。

①基本的な姿勢

　ゆっくり話してもらうようにお願いし、こちらからもゆっくり話しかけます。

②コミュニケーション方法

- 発話内容が聞き取れないときは、文字で書いてもらいます。
- 50音表を使用し、文字を指差します。

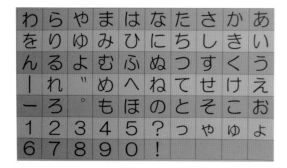

▶ 視野障害

Pick up
1
目から入った情報は、網膜→視神経 →大脳へ伝わり、視野が広がる

視野のメカニズム

　目から入った映像は、①網膜で映像が反転し、②視神経を通り、③視床の近くの外側膝状体や視放線を経て、④大脳の後頭葉にある1次視覚野へ伝わります。眼球内の角膜で、遠近を調整しています。

外側膝状体（LGB）
Lateral geniculate body

下の視野の視故障
背側視覚路
（頭頂葉へ）

網膜
視神経
視索
視交叉
視放線

後頭葉
視覚野
（有線野）

上の視野の視放線
腹側視覚路
（側頭葉へ）

眼球矢状断面

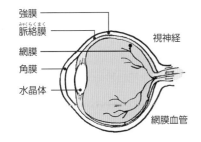

強膜
脈絡膜（みゃくらくまく）
網膜
角膜
水晶体
視神経
網膜血管

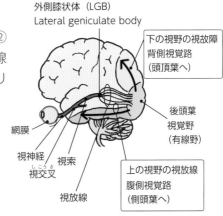

視神経の伝達経路

視神経→視交叉→外側膝状体（視床）→
視放線→後頭葉

Pick up
2
左半分の視野は、両目の網膜の 右半分に投影される

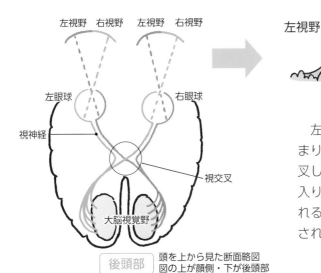

左視野　右視野　　左視野　右視野

左視野　　　　　　　右視野

左眼球　　　　　　右眼球

視神経

視交叉

大脳視覚野

後頭部　頭を上から見た断面略図
図の上が顔側・下が後頭部

　左右の視神経は、視交叉で1カ所に集まります。鼻側にある半分の視神経が交叉し、再び左右に分かれて反対側の脳へ入ります。そのため、右眼球に映し出される右視野は、左脳からの視神経が投影されています。

脳の障害部位で、視野が変わる

脳出血や脳梗塞、脳腫瘍、骨折により視神経が圧迫などの障害を受けると、視野異常が生じます。障害を受ける部位によって、視野の見え方が変化します。視野異常には、大きく分けて、半盲、狭窄、暗点があります。

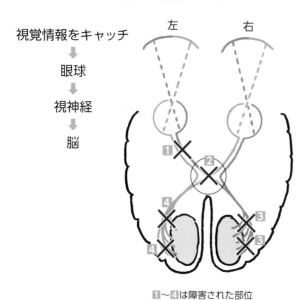

視覚情報をキャッチ
↓
眼球
↓
視神経
↓
脳

左　右

🔲～4は障害された部位

視　野

左目　　右目

1 左目の視力障害：左目が見えない

2 両耳側半盲：両目の外側が見えない

3 左同名半盲：両目の左側が見えない

4 右同名半盲：両目の右側が見えない

1（左目の視力障害）の場合

左目で見えていた部分の視野が狭くなります。遠近感に注意しましょう。

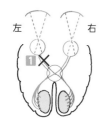

左　右

原因疾患
- 視神経管の骨折
- 視神経管内腫瘍

左目を閉じると左目で補っていた部分が見えなくなり、両目で見る範囲より狭くなる。右目を閉じると何も見えない。

両目で見ると

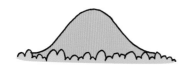

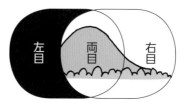

左目　両目　右目

2（両耳側半盲）の場合

　視野が外側から狭くなり、耳側が見えづらくなります。これを、**両耳側半盲**といいます。

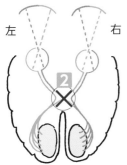

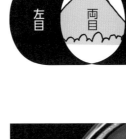

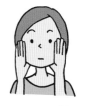

この程度に視野が狭くなる。

原因疾患

● 下垂体腫瘍

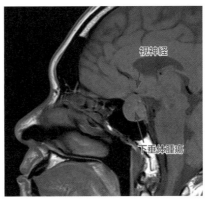

下垂体腫瘍が、下から視神経を圧排している。

3（左同名半盲）の場合

　右の後頭葉に脳梗塞などの疾患があると、左半分が見えなくなります。見えづらさが顕著に現われます。

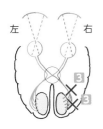

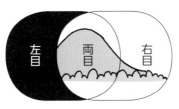

両目で見ると補い合えるため、左目の部分が欠損しているように見える。

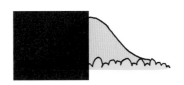

片目（左右どちらでも）のみで見ると、視野の左半分が欠損する。

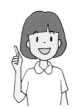

視野障害に対する看護・環境調整は、半側空間無視の場合と同様です。食事は健側にセッティングし、歩行時は見えていない側へ注意を促すために声かけを。

4（右同名半盲）の場合

　左の後頭葉に脳梗塞などの疾患があると、右半分が見えなくなります。見えづらさが顕著に現われます。

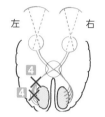 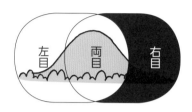

両目で見ると補い合えるため、右目の部分が欠損しているように見える。

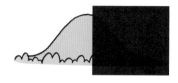

片目（左右どちらでも）のみで見ると、視野の右半分が欠損する。

Pick up
4

視野障害のケアポイントは、転倒に注意をする

①転倒などの事故に気をつける

　転倒する、物にぶつかるなど、思わぬ事故に遭遇することがあるので、事故防止に気をつけます。患者さんのベッド周辺には、なるべく物を置かないように配慮し、環境を整えることが必要です。歩行時は、援助できるように患側に立ちましょう。

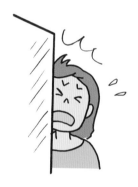

②文字を大きく書く

　小さい文字は視野欠損の範囲に入ると見えません。そのため、文字を大きく書くことで視野に入りやすくなります。病室やトイレの位置などを文字や印で分かりやすくすることで、視野障害者の生活援助となります。

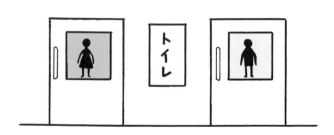

▶ 意識障害

意識が混濁し、外からの刺激や呼びかけに無反応、もしくは状況を正しく認識できない状態

　意識障害は、脳・神経疾患における代表的な症状のひとつです。外からの刺激や呼びかけに無反応、もしくは状況を正しく認識できない状態で、「意識混濁」と「意識変容」の2つに大別されます。意識障害は緊急手術の適応となるため、迅速な検査と対応が求められます。

意識混濁……失神、傾眠（けいみん）、昏迷（こんめい）、半昏睡、昏睡
意識変容……せん妄、錯覚、幻覚、朦朧（もうろう）

意識は、上行性網様体賦活系（じょうこうせいもうようたいふかつけい）（脳幹〜視床下部〜視床）と大脳皮質の連絡で維持される

　意識とは、本人や周囲の環境を認識する「認知」と、周囲の情報に対して理解が保たれる「覚醒」が両立している状態です。認知の中枢は**大脳皮質**に、覚醒の中枢は**脳幹網様体**にあります。特に覚醒は、脳幹にある脳幹網様体から視床を経由して、大脳皮質へ投射される**上行性網様体賦活系**（86ページ参照）によって、感覚情報を脳内へ伝えています。つまり、上行性網様体賦活系と大脳皮質の経路で連絡を取り合い、意識が維持されているのです。この経路のどこかで異常をきたすと、意識障害が起こります。

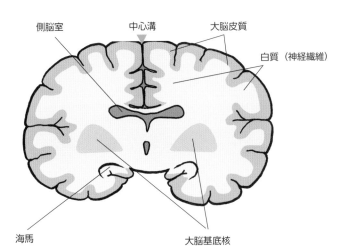

側脳室　中心溝　大脳皮質
白質（神経繊維）
海馬
大脳基底核

大脳皮質
大脳の表面に広がる、神経細胞の灰白質（かいはくしつ）の薄い層。

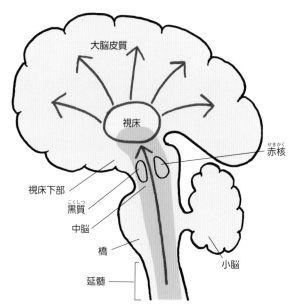

大脳皮質

視床

赤核

視床下部

黒質

中脳

橋

小脳

延髄

■神経繊維が網目状に分布している部分（脳幹網様体）

上行性網様体賦活系

　各部の感覚神経の入力は、さまざまな経路から脳幹を上行します。大脳皮質へ向かう主経路のほか、脳幹網様体→視床下部→視床→大脳皮質という経路もあり、広く感覚刺激を伝えます。このように、大脳皮質は末梢から絶えず刺激を受けて神経細胞が活性化されます。これを**上行性網様体賦活系**といいます。

Pick up 3　鑑別にはAIUEOTIPSを活用

　意識障害の原因は大きく分けて、一次性脳障害と二次性脳障害に分類されます。一次性脳障害は脳疾患によるもの、二次性脳障害は、脳以外の原因によって脳血流や代謝の異常があり、脳幹や大脳皮質の機能低下が見られるものです。鑑別法として、AIUEOTIPS（アイウエオチップス）が活用されています。意識障害にはさまざまな原因があるうえ、患者さんの意識がない場合も多くあります。既往歴なども家族から情報収集しながら、正確な鑑別を心がけましょう。

AIUEOTIPS（アイウエオチップス）

A	Alcohol	アルコール	T	Trauma Temperature	頭部外傷 高 / 低体温
I	Insulin	低血糖	I	Infection	感染症
U	Uremia	尿毒症	P	Psychogenic Porphyria	精神疾患 ポルフィリア
E	Encephalopathy Endocrinopathy Electrolytes	脳症 内分泌疾患 電解質異常	S	Seizure Shock Stroke SAH	てんかん ショック 脳血管障害
O	Opiate Oxygen	薬物中毒 低酸素血症			

覚えて
おこう!

- 脳血管疾患による意識障害の疑いで救急搬送された場合、低血糖が原因のことがよくあります。ブドウ糖の投与により、数分で意識が回復します。
- 脳卒中の急性期（特に発症1〜2日）では、意識レベル低下時の判断の妨げとなるため、意識清明な患者さんであっても、睡眠導入剤（持参薬での持ち込みが多い）の投与などは控えてください。

Pick up
4

バイタルサインと神経学的徴候で
正確に評価する

　意識障害の程度や推移について、まずは正確に把握する必要があります。意識状態をドクターへ客観的に伝えるために、JCS（35ページ参照）やGCS（37ページ参照）を十分に理解しておきましょう。そのうえで、脳卒中の急性期では状態の変動がしばしば見られるため、バイタルサインと神経学的徴候を合わせて評価することが重要です。意識障害時のバイタルサインや神経学的徴候は、原因を推察する手立てとなるでしょう。

バイタルサイン

呼吸の観察	**中枢性呼吸障害**ではチェーンストーク呼吸※や失調性呼吸などが見られるため、呼吸回数、リズム、深さ、型を観察することが重要。舌根沈下などにも注意する。
血圧の観察	**頭蓋内圧亢進や脳血管攣縮**などが起きた場合、血圧が高くなることがある。血圧の急激な変化に加えて、意識障害の悪化時はドクターへの連絡など迅速に対応する。
脈拍・心電図波形の観察	**頭蓋内亢進が進む**と、クッシング症候群のひとつの症状として徐脈になる。また、PAF（発作性心房細動）のキャッチにより、治療内容が変更される可能性がある。
体温の観察	**体温調節中枢の障害や髄膜炎など**で、高体温になることがある。高体温で脱水になると再梗塞のリスクが高まるため、スパズム（脳血管攣縮）期の患者さんには特に注意を。

※周期的に呼吸が大きくあるいは小さくなったり、無呼吸になったりする異常呼吸。

瞳孔・眼球の観察	急激な瞳孔不同の出現は、**脳出血などにより脳ヘルニア**が引き起こされている可能性がある。迅速な対応が必要となるため、意識状態の変化と合わせて確認する。
頭痛、吐き気、嘔吐の有無	**脳出血**などを生じると、頭蓋内圧が亢進し、頭痛や嘔気を引き起こすことがある。
四肢麻痺の有無・程度、筋力低下の有無	意識障害を伴い、四肢に麻痺が出現した場合、**脳内に異常をきたしている**ことが考えられる。その他、痙攣の有無や言語障害などの変化にも注意が必要。

除皮質硬直と除脳硬直

　脳に重篤な障害があると、疼痛刺激により、除皮質硬直と除脳硬直といった特徴的な反射が見られることがあります。昏睡状態であり、不整脈や呼吸不全、心停止など緊急性が高く、予後不良と推測されるため、すみやかに呼吸を確保し、原因となる疾患の治療を行わなければいけません。

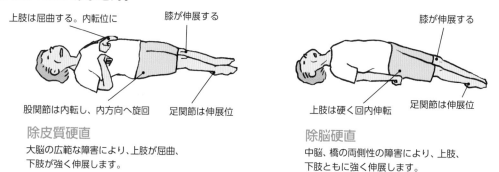

上肢は屈曲する。内転位に　　　膝が伸展する

股関節は内転し、内方向へ旋回　　　足関節は伸展位

除皮質硬直
大脳の広範な障害により、上肢が屈曲、下肢が強く伸展します。

膝が伸展する

上肢は硬く回内伸転　　　足関節は伸展位

除脳硬直
中脳、橋の両側性の障害により、上肢、下肢ともに強く伸展します。

Pick up 5 看護ケアのポイントは背面開放座位

　意識障害で寝たきりになり、体を動かしたり、物事を考えたりする機会が減ると、体や精神の機能が低下します。そのような状態を避ける看護ケアとして有効なのが、背面開放座位です。①頭と背中をベッドや車イスから離す、②床にしっかり足底をつけることがポイントです。背中を開放することにより脳幹網様体賦活系を刺激され、覚醒度が上昇します。

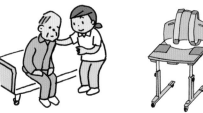

自分で座位保持できない患者さんには、背面開放座位の姿勢をサポートする端座位保持テーブルが便利です。食事や作業療法時にも重宝します。

▶ 嚥下障害

Pick up 1 脳幹の障害および大脳や小脳の障害が影響します

　嚥下をつかさどる神経は脳幹に集中しているので、脳幹（特に延髄）が障害されると嚥下障害が起こります。また、大脳や小脳の障害でも、嚥下機能は影響を受けることがあります。

　嚥下に関わる主な器官は、口腔、咽頭、喉頭、食道、喉頭蓋です。名称と位置を頭に入れておきましょう。

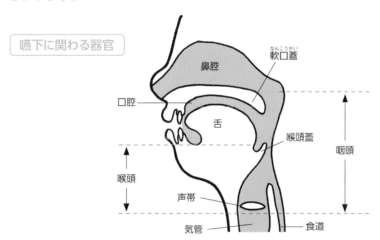

嚥下に関わる器官

鼻腔
軟口蓋（なんこうがい）
口腔
舌
喉頭蓋
咽頭
喉頭
声帯
気管
食道

Pick up 2 口腔、咽頭などの障害で、食べ物がスムーズに飲み込めない

　嚥下とは、食べ物や飲み物を口に入れて、噛み砕いて（咀嚼して）から飲み込み、食道を通って胃に送る過程のことをいいます。嚥下には、口腔、咽頭、喉頭、食道、喉頭蓋といった器官が関わっていますが、そのどこかに障害を受けて嚥下がスムーズに行われなくなるのが嚥下障害です。具体的には、のどがつかえる、飲み込みにくい、むせるなどの症状が見られます。

- 発症24時間以内の急性期脳卒中の患者さんは、約50％に嚥下障害が見られます。ただし、2週間後には10〜20％まで減少します。
- 嚥下障害が残ると、誤嚥性肺炎のリスクは3倍に、誤嚥するとリスクは20倍に高まります。誤嚥性肺炎の予防ケアは、とても重要です。

摂食・嚥下のステージでは、どの過程にも嚥下障害のリスクがある

　食べ物を認識してから、口を経由して胃の中へ送り込む一連の動作は、5段階のステージで分けられています。どの段階でも、嚥下障害のリスクがあるので覚えておきましょう。また、嚥下障害で最も配慮が必要になるのは誤嚥です。誤嚥は3つに分類されます。食事中に患者さんがむせたら、「どの時点でむせたのか」を観察してください。誤嚥の分類から、原因を推測することができます。

摂食・嚥下のステージ

先行（認知）期

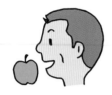

食べ物を認識して、食べようとします。

嚥下前誤嚥

食べ物や飲み物が口に入ったとき、嚥下反射が起こる前に気道へ食塊が入り、むせてしまいます。

口腔準備期

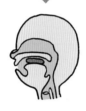

食べ物を咀嚼し、唾液と混ぜ合わせて飲み込みやすい形に変えます。同時に、脳へ味の伝達をします。

口腔期

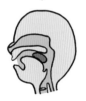

舌の動きで飲み込みやすくなった食塊を、咽頭方向へ送り込みます。

嚥下中誤嚥

嚥下反射をするとき、喉頭閉鎖のタイミングに多少のズレが生じ、水分などが気道へ入ってむせてしまいます。鼻から出てくる場合、咽頭と鼻腔の間の軟口蓋が十分に閉じていないと推測されます。

咽頭期

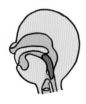

嚥下反射によって咽頭閉鎖（気道防御）が起こり、反動で食塊が咽頭から食道へ送り込まれます。

嚥下後誤嚥

咽頭部に残留した水分や食塊が、嚥下後に気道へ入ってむせてしまいます。

食道期

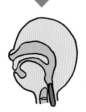

食道の蠕動運動により、食塊が胃へ送り込まれます。

不顕性誤嚥ってナニ?

　誤って気道に食べ物が入ると、むせて誤嚥した物を吐き出そうとするのが通常です。これに対して、むせない誤嚥を「不顕性誤嚥」といいます。食事のときは問題なく飲み込めていても、臥床時や就寝中などに、鼻、のど、口腔内の分泌物の誤嚥をむせることなく繰り返していることがあります。

　不顕性誤嚥の原因は、加齢とともに喉頭の位置が下がって飲み込む力が弱まることや、異物に対する上気道の反射（せき、くしゃみなど）が弱まることなどが挙げられます。高齢者は、不顕性誤嚥のリスクが高くなります。不顕性誤嚥は、誤嚥性肺炎を引き起こすことがあるので、口腔ケアや体位の調整に配慮しましょう。

Pick up
4

脳卒中で嚥下障害を起こす原因は、仮性球麻痺（きゅうまひ）と球麻痺

　嚥下障害が多く発症する脳血管障害の原因は、仮性球麻痺と球麻痺に大別されます。そのほか、　側性の脳病変も覚えておきましょう。

仮性球麻痺

- 大脳の左右両方に、脳出血や脳梗塞が起こることによって生じます。
- 障害部位は、両側皮質延髄路（大脳皮質・中脳・橋）です。
- 口腔期の障害が目立ちます。
- 嚥下反射は、比較的良好です。

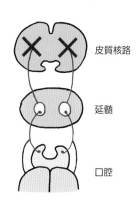

皮質核路

延髄

口腔

球麻痺

- 障害部位は、延髄の嚥下中枢です。
- 延髄には、舌咽神経（Ⅸ）、迷走神経（Ⅹ）、舌下神経（Ⅻ）といった脳神経核が存在しています。これらの脳神経核の障害によって、咽頭、口蓋、喉頭を動かす筋肉の運動が障害されます。
- 嚥下反射は、消失または減弱します。唾液も飲み込みにくいです。

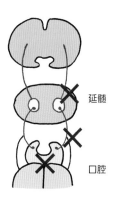

延髄

口腔

ワレンベルグ症候群（延髄外側症候群）

　球麻痺の代表的な疾患は、延髄外側梗塞によるワレンベルグ症候群（延髄外側症候群）です。病巣側のホルネル兆候（46ページ参照）や、対側の温痛覚低下を認めます。咽頭の動きや通過に、左右差も見られます。

一側性の脳病変

● 脳の左右どちらかに、出血、梗塞、腫瘍などの病巣がある場合、口腔内の片側障害により、嚥下のバランスが崩れます。
● 意識障害、高次脳機能障害によって、随意運動である嚥下初期の障害が生じます。

Pick up 5

嚥下障害のケアは、食べ物を使用して行う直接訓練と、舌や口のトレーニングをする間接訓練がある

　急性期から、嚥下スクリーニング（反復唾液飲みテスト、改訂水飲みテスト、フードテストなど）の評価を行い、安全に配慮した経口摂取の開始と食事内容の検討、機能回復の向上に向けた訓練が大切です。看護のポイントを覚えておきましょう。

直接訓練

　食べ物を使用して行う、嚥下機能を回復させるためのトレーニングです。姿勢を整え、咀嚼のいらないゼリーなどを丸呑みするところから始めます。段階を経て、少しずつ通常の食事へ近づけていきましょう。

①正しい姿勢をとる

　食事のときは、姿勢がとても重要になります。嚥下機能が低い患者さんの場合はベッドの角度を下げ、重力を使って誤嚥しにくいように調整します。ベッドで背もたれの角度を30度にすると、重力で食べ物が気管に入りにくくなり誤嚥性肺炎を予防します。

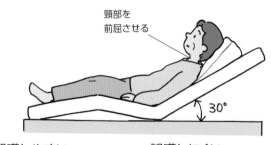

頸部を前屈させる　30°

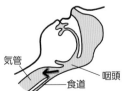

誤嚥しやすい

気管　咽頭　食道

頸部伸展位。咽頭と気管が直線となってしまい、誤嚥しやすい姿勢。

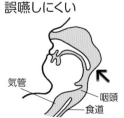

誤嚥しにくい

気管　咽頭　食道

頸部前屈位。咽頭と気管に適度な角度があるため、誤嚥しにくい姿勢。

| 上体がそっくり返る | 背中が丸くなる | 左右どちらかに傾いている |

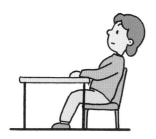 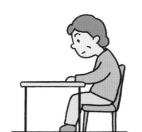 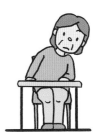

②嚥下機能に合った食事形態を選択する

　嚥下機能と患者さんの嗜好に合わせて、食品の柔らかさや形状を調整します。とろみをつける、ゼリー化する、ミキサーを使って攪拌(かくはん)するなど工夫して、嚥下後の残留物を減らし、窒息や誤嚥の予防につなげます。

嚥下機能に合わせた食事のいろいろ

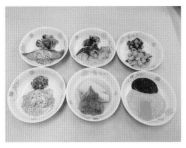

嚥下機能や麻痺の程度、食事姿勢などに合わせて食品の形状を調整します。患者さんの状態に合わせた食事形態を選択することで、窒息や誤嚥の防止だけでなく、喫食量の安定化、栄養状態の改善につながります。

①食材をそのままの状態で

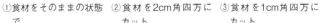

②食材を2cm角四方にカット

③食材を1cm角四方にカット

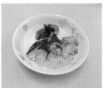

④咀嚼が弱い場合は、おかずを細かく刻む

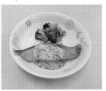

⑤上あごと舌でつぶせる軟らかさに

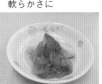

⑥ミキサーまたはムース・ゼリー状でとろみをつける

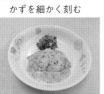 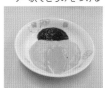

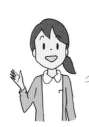

ガイドラインでは、脳卒中発症後7日以上、十分な経口摂取が困難な場合、発症早期から経腸栄養を開始することがすすめられているの。また、発症28日以上、経腸栄養が必要な患者さんには、経皮的内視鏡胃瘻(いろう)(PEG)を考慮します

③口腔ケアをしっかりと

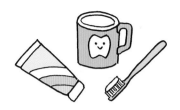

　口腔ケアを行い口腔内を清潔に保つことで、口腔内細菌叢（こうくうないさいきんそう）の悪化を改善させます。嚥下機能が低下しても、肺炎予防やリスクの減少につながります。

間接訓練

　食べ物を使わない訓練で、安全に摂取嚥下機能を回復させるのに役立ちます。アイスマッサージや嚥下体操、ブローイング訓練、口すぼめ呼吸などは、病棟で行える間接訓練です。

筋ストレッチ

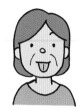

舌をベーッと出し、のどの奥の方へ引く。これを数回繰り返す。口の周りの筋力維持に。

アイスマッサージ

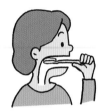

凍らせた綿棒を水につけ、前蓋系、奥舌、咽頭後壁などをマッサージし嚥下反射を誘発。

歯肉マッサージ

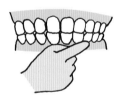

口腔内の感覚機能を高める、唾液の分泌を促す、嚥下運動を誘発させるなどが目的。

口すぼめ呼吸

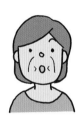

ティッシュペーパーがなびくように、持続的な呼吸活動を行う。呼気機能を向上させる。

Part

5

疾患別ケア

脳梗塞、脳出血、くも膜下出血、脳動脈瘤など、脳神経外科で扱う代表的な疾患の症状や治療法などを簡潔にまとめました。医療現場でよく見られる具体的な症例も、処置の流れが分かるので参考にしてください。医学的な知識とともに看護ケアも頭に入れておき、スキルアップに役立てましょう。

救急は時間との勝負。病気の予想を立てて準備を

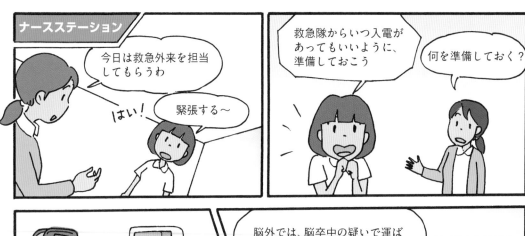

ナースステーション

今日は救急外来を担当してもらうわ

はい！

緊張する〜

救急隊からいつ入電があってもいいように、準備しておこう

何を準備しておく？

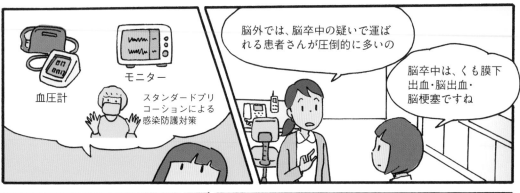

血圧計

モニター

スタンダードプリコーションによる感染防護対策

脳外では、脳卒中の疑いで運ばれる患者さんが圧倒的に多いの

脳卒中は、くも膜下出血・脳出血・脳梗塞ですね

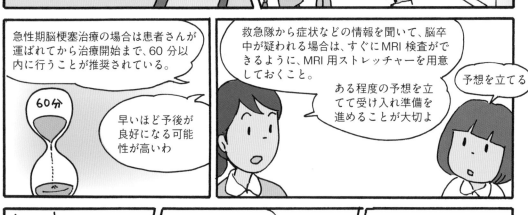

急性期脳梗塞治療の場合は患者さんが運ばれてから治療開始まで、60分以内に行うことが推奨されている。

60分

早いほど予後が良好になる可能性が高いわ

救急隊から症状などの情報を聞いて、脳卒中が疑われる場合は、すぐにMRI検査ができるように、MRI用ストレッチャーを用意しておくこと。

ある程度の予想を立てて受け入れ準備を進めることが大切よ

予想を立てる

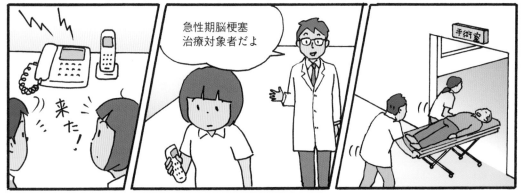

来た！

急性期脳梗塞治療対象者だよ

手術室

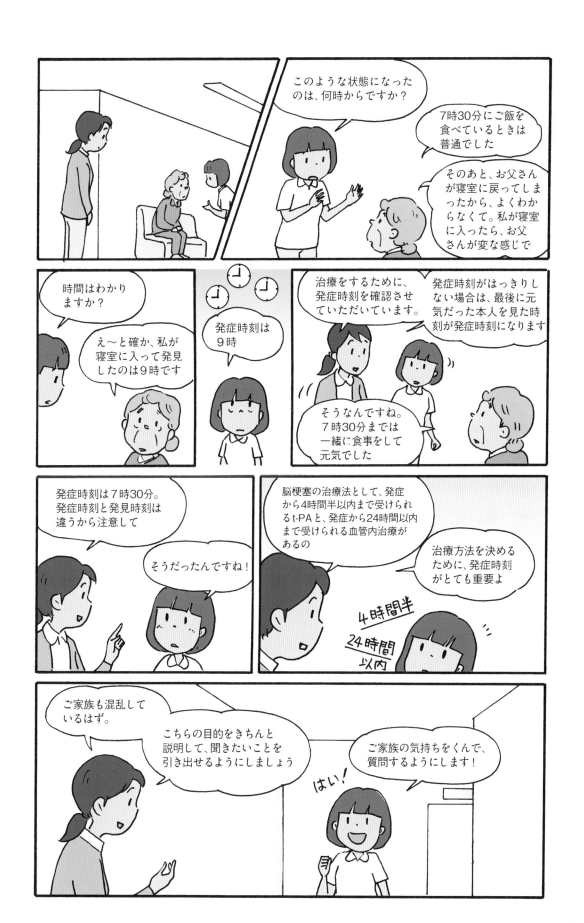

▶脳梗塞

Pick up
1
脳動脈の狭窄や閉塞によって引き起こされる

　脳梗塞は、脳動脈が細くなる（狭窄）、血管に血栓が詰まる（閉塞）といったことで、脳へ血液がいきわたらず、栄養と酸素が不足することで脳の組織が壊死する疾患です。脳の組織は血流が途絶えると数分～数時間で壊死し、梗塞巣が元に戻ることはありません。

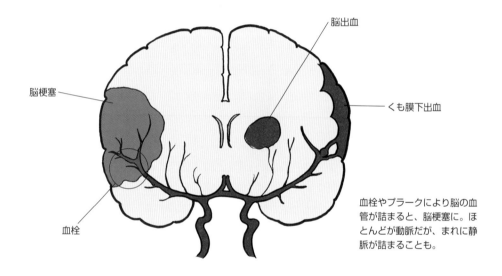

血栓やプラークにより脳の血管が詰まると、脳梗塞に。ほとんどが動脈だが、まれに静脈が詰まることも。

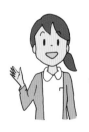

脳梗塞、脳出血、くも膜下出血を合わせて「脳卒中（脳血管障害）」というのよ

■ 脳卒中患者の内訳（％）

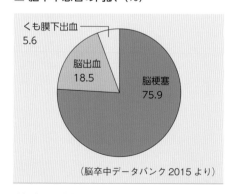

くも膜下出血
5.6

脳出血
18.5

脳梗塞
75.9

（脳卒中データバンク2015より）

脳梗塞は脳卒中の中でも大部分（約76％）を占める。

Pick up 2 ラクナ梗塞、アテローム血栓性脳梗塞、心原性脳梗塞（塞栓）症の3つに分類される

　脳梗塞は、原因となる血管の太さや詰まり方によって3つに分類されます。「ラクナ梗塞」「アテローム血栓性脳梗塞」「心原性脳梗塞（塞栓）症」で、それぞれ症状が違います。脳細胞が壊死し、その脳細胞が担っていた機能が失われて症状が現われます。

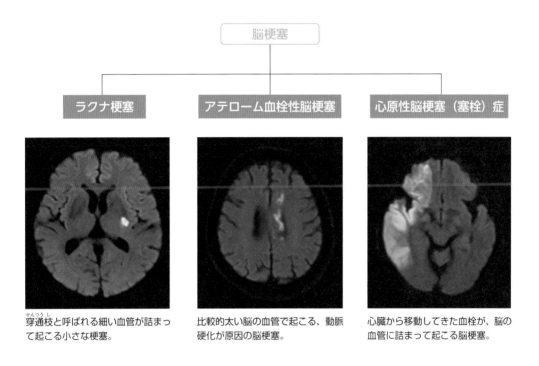

ラクナ梗塞 ／ アテローム血栓性脳梗塞 ／ 心原性脳梗塞（塞栓）症

穿通枝（せんつうし）と呼ばれる細い血管が詰まって起こる小さな梗塞。

比較的太い脳の血管で起こる、動脈硬化が原因の脳梗塞。

心臓から移動してきた血栓が、脳の血管に詰まって起こる脳梗塞。

■ 脳梗塞患者の内訳（%）

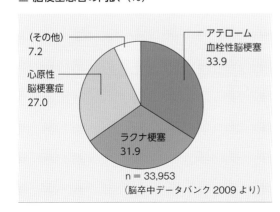

（その他）7.2
心原性脳梗塞症 27.0
ラクナ梗塞 31.9
アテローム血栓性脳梗塞 33.9

n = 33,953
（脳卒中データバンク2009より）

アテローム血栓性脳梗塞が最も多いのは、近年、食生活の欧米化が進んでいることが原因とされている。その他は、BAD（太い穿通枝（せんつうし）のアテローム血栓性脳梗塞）、動脈解離、トルソー症候群（悪性腫瘍による凝固異常）、血管炎による脳梗塞、静脈や静脈洞の血栓症など。

脳梗塞の分類

ラクナ梗塞

脳の太い血管は、次第に細い血管（穿通枝）へと枝分かれする。その細い血管が詰まって起こる、直径15mm未満の小さな梗塞。MRAでは血管が見えないので予知できない。

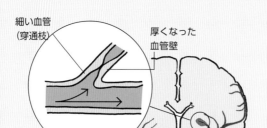

細い血管（穿通枝）　厚くなった血管壁

詰まる血管

穿通枝

症状の特徴

病巣が小さいため、比較的軽い

主な原因

動脈硬化の危険因子である高血圧、糖尿病、脂質異常症

アテローム血栓性脳梗塞

太い脳動脈で動脈硬化が進行し、動脈の内側に脂質やマクロファージなどを含むアテローム（粥腫）が形成され、血管が狭くなったり、閉塞したりすることで起こる。MRAで予知が可能な場合も。

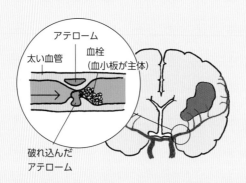

アテローム
太い血管　血栓（血小板が主体）
破れ込んだアテローム

詰まる血管

主幹動脈

症状の特徴

• 段階状、進行性に症状の悪化が見られる

• 少しずつ血管が狭窄していくため、TIA（一過性脳虚血発作）が起きやすい（102ページ参照）

主な原因

アテローム性の動脈硬化

心原性脳梗塞（塞栓症）

心臓から移動してきた血栓が、脳動脈に詰まる（塞栓）ことで引き起こされる。広い範囲に梗塞が見られることが多い。

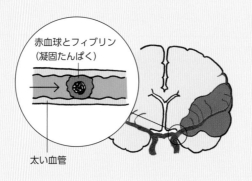

赤血球とフィブリン（凝固たんぱく）
太い血管

詰まる血管

主幹動脈

症状の特徴

突発的に発症し、増悪する。3つの分類の中で最も予後不良

主な原因

不整脈による心疾患（心房細動）。人工弁置換

BAD（分岐粥腫型梗塞）

- ラクナ梗塞では穿通枝の先端が梗塞を起こしますが、BADは穿通枝の根元がアテローム（粥腫）によって詰まった脳梗塞です。
- 縦に長く、「ジャイアントラクナ」と呼ばれ、ラクナ梗塞に比べて大きいです。
- 発症時は症状が軽く、ラクナ梗塞と区別できません。その後数日にわたり、症状（特に片麻痺）が進行します。
- 治療抵抗性があることが特徴で、入院して治療しているにもかかわらず症状が進行するので注意が必要です。

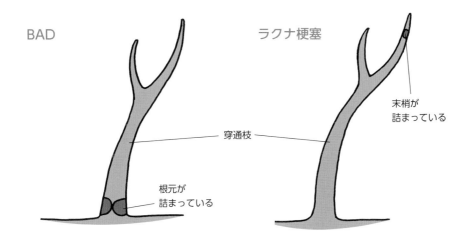

BAD　　　　　　　　　ラクナ梗塞

末梢が
詰まっている

穿通枝

根元が
詰まっている

無症候性脳梗塞

- ＣＴやＭＲＩなどの普及により、症状が現われない小さな脳梗塞（ラクナ梗塞）が発見される機会が増えています。脳卒中の既往がなく、脳ドックなどで偶然発見される無症状の脳梗塞が「無症候性脳梗塞」です。「隠れ脳梗塞」とも呼ばれています。
- この疾患にかかった患者さんは、脳卒中を発症するリスクが４倍以上、認知症リスクが２倍以上といわれています。

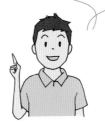

無症候性脳梗塞の患者さんが高血圧や糖尿病などがある場合は、治療をきちんと行い、危険因子を取り除くこと。それが、脳卒中や認知症予防にもつながるんだ

脳梗塞のサイン「FAST」を意識する

脳梗塞には、何かしらのサイン（異変）が現われるので、見逃さず迅速な対応が求められます。Face（顔）・Arm（腕の麻痺）・Speech（言葉の障害）・Time（迅速な対応や発症時刻）の4つの頭文字を合わせた「ＦＡＳＴ」を、頭に入れておきましょう。また、頭痛が見られないことも特徴のひとつです。

脳梗塞の主な症状

F ace	**A** rm
顔	腕の麻痺
S peech	**T** ime
言葉の障害	迅速な対応や発症時刻

- 片側の麻痺
- 口角が下がる
- 呂律が回らない
- ふらついて歩けない

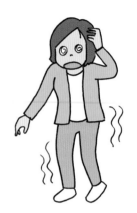

TIA（一過性脳虚血発作）

- 脳梗塞の前触れとされ、TIAが見られた10〜15％の人は、3カ月以内に脳梗塞を発症するといわれています。その半数は2日以内の発症が明らかになっており、早い時期に脳梗塞に移行することが珍しくありません。
- 片麻痺、失語、しびれなど、脳梗塞と同様の症状が2〜15分、長くても24時間ぐらい続き、自然に消失します。詰まっていた血栓が溶けたり、脱水などで一過性に低下したりしていた血流が回復するためです。
- 発症リスクを示す評価には、**ABCD²スコア**が用いられています。

ABCD²スコア

A 年齢	60歳以上	1点
B 血圧	収縮期血圧140mmHgかつ/または拡張血圧90mmHg以上	1点
C 臨床症状	片側脱力	2点
	脱力を伴わない発語障害	1点
	その他	0点
D 症状持続期間	60分以上	2点
	10〜59分	1点
	10分未満	0点
D 糖尿病	糖尿病	1点

TIA発症後2日以内の脳梗塞発症率

0〜3点…1.0％　4〜5点…4.1％　6〜7点…8.1％

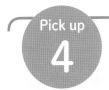

MRIを中心に、脳血管造影検査（アンギオ）で検査を行う

　脳梗塞では、CT、MRI、MRA、SPECT、脳血管造影検査などさまざまな検査を行い、梗塞や浮腫の状態を確認します。MRIの場合、超急性期（1～3時間）の梗塞は、拡散強調画像（DWI）で高信号域（白く写る）となります。他の画像（Flair）では、3時間以上経過して高信号域となります。高信号域とは、細胞壊死を意味します。脳血管造影検査では、脳内の血管の狭窄や閉塞がわかります。

ラクナ梗塞

DWI

Flair

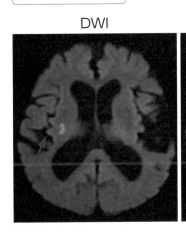
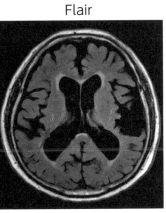

右放線冠の亜急性期。DWIで明らかに白く描出されており、Flairでも淡く白く描出されており、発症して少し時間が経過している。

アテローム血栓性脳梗塞

MRA

MRI

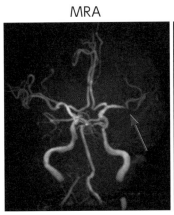
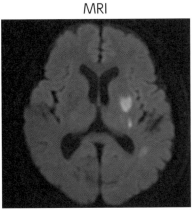

左中大脳動脈狭窄。脳血管が徐々に狭窄してきた。左大脳に梗塞が出現している。

MRI

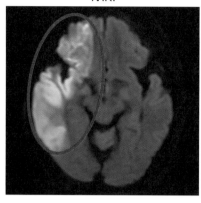

広範な脳梗塞の出現
（MRI の円内）。

MRA

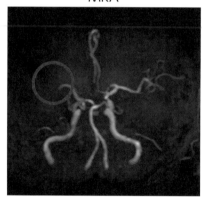

心房細動からの血栓に
よる右中大脳動脈閉塞
（MRA の円内）。

Pick up 5 超急性期の治療は、血栓溶解療法「rt-PA」を優先

　脳梗塞の治療は時間との闘いです。発症から時間がそれほど経過していない場合、主幹動脈の血流を再開通させると、完全梗塞を防ぐことができます。それにより、症状が劇的に改善することも珍しくありません。

　発症から4.5時間以内であれば、血栓溶解療法「rt-PA」の点滴で治療できます。また、血栓溶解療法の適応でない、効果が見られない場合は、血栓回収療法（血管内治療）が検討されます（173ページ参照）。

血栓溶解療法（rt-PA療法）

- rt-PA（一般名：アルテプラーゼ)は、血栓溶解の点滴薬剤です。**発症後4.5時間以内**でしか使用できないという制限があります。
- 血栓溶解療法は、rt-PAを点滴で投与し、脳の血管に詰まった血栓を溶かす静注療法です。脳梗塞が完成してしまう前に再開通させ、ペナンブラ（171ページ参照）を救うことを目標にしています。
- 救急隊からの依頼などで事前に脳梗塞が推測できる場合は、物品を準備する、血栓溶解療法の可能性を各部署に連絡するといった、すみやかな対応が求められます。

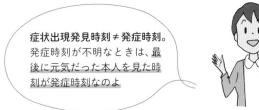

症状出現発見時刻 ≠ 発症時刻。発症時刻が不明なときは、最後に元気だった本人を見た時刻が発症時刻なのよ

発症直後の梗塞部

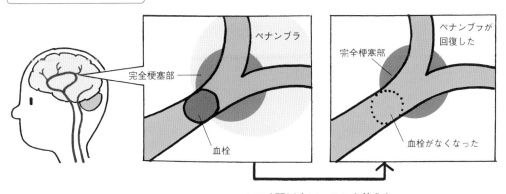

4.5時間以内に rt-PA を使うと

適応

　rt-PAは、詳しいチェックリストに基づいて適応が判断されます。確認事項は全項目について完全にクリアしなければならず、1項目でも「禁忌」があれば実施できません。また、1項目でも「慎重投与」に該当すれば薬剤の適応をあらためて検討します。治療が決まったら、「リスクとベネフィット」を、患者さんもしくは家族に説明し同意を得ることが原則です。

アルテプラーゼ静注療法のチェックリスト

■ 禁忌		あり	なし
発症～ 治療開始時刻	4.5 時間超 発症時刻【　：　】 治療開始（予定時刻）【　：　】	☐	☐
既往歴	頭蓋内出血	☐	☐
	3 カ月以内の脳梗塞（一過性脳虚血発作を含まない）	☐	☐
	3 カ月以内の重篤な頭部脊髄の外傷あるいは手術	☐	☐
	21 日以内の消化管あるいは尿路出血	☐	☐
	14 日以内の大手術あるいは頭部以外の重篤な外傷	☐	☐
	治療薬の過敏症	☐	☐
臨床所見	くも膜下出血（疑）	☐	☐
	出血の合併（頭蓋内、消化管、尿路、後腹膜、喀血）	☐	☐
	収縮期血圧（適切な降圧療法後も 185mmHg 以上）	☐	☐
	拡張期血圧（適切な降圧療法後も 110mmHg 以上）	☐	☐
	重篤な肝障害	☐	☐
	急性膵炎	☐	☐
	痙攣	☐	☐
	脳動脈瘤、頭蓋内腫瘍、脳動脈瘤奇形、もやもや病	☐	☐
血液所見	血糖異常（＜ 50mg ／ dL、または＞ 400mg ／ dL）	☐	☐
	血小板 100,000 ／ mm^3 以下	☐	☐
	経口抗凝固薬内服中 PT-INR ＞ 1.7	☐	☐
	ヘパリン投与中、aPTT の延長（前値の 1.5 倍～目安として約 40 秒～を超える）	☐	☐
画像所見	ＣＴで広汎な早期虚血性変化	☐	☐
	ＣＴ／ＭＲＩ上の圧排所見（正中構造偏位）	☐	☐

■ 慎重投与（適応の可否を慎重に検討する）		あり	なし
年齢	75 歳以上	☐	☐
既往歴	10 日以内の生検・外傷	☐	☐
	10 日以内の分娩・流早産	☐	☐
	3 カ月以上経過した脳梗塞（糖尿病合併例）	☐	☐
	蛋白製剤アレルギー	☐	☐
神経症候	NIHSS 値 23 以上	☐	☐
	JCS100 以上	☐	☐
臨床所見	胸部大動脈解離、胸部大動脈瘤（疑）	☐	☐
	消化管潰瘍・憩室炎、大腸炎	☐	☐
	活動性結核	☐	☐
	糖尿病性出血性網膜症・出血性眼症	☐	☐
	血栓溶解薬、抗血栓薬投与中（特に経口抗凝固薬投与中） ※抗Ⅹa薬やダビガトラン服薬患者への有効性と安全性は確立しておらず、治療の可否を判断せねばならない。	☐	☐
	月経期間中	☐	☐
	重篤な腎障害	☐	☐
	コントロール不良の糖尿病	☐	☐
	感染性心内膜炎	☐	☐

■ 確認事項		あり	なし
	症候の急速な軽症化がない	☐	☐
	軽症（失調、感覚障害、構音障害、軽度の麻痺のみを呈する）でない	☐	☐

看護ケア

　頭蓋内出血（出血性梗塞）、再梗塞（一度開通した部位が再度閉塞）といった合併症に注意してください。神経所見、血圧管理、水分管理のきめ細かいモニタリングが必要です。詳細は174ページの看護ケアを参照。

症例　深夜の麻痺！　体が動かない

64歳、男性。午前3時にトイレへ行ったときは特に体に異変はなかった。1時間後、ベッドから起き上がろうとするものの、麻痺のため体が思うように動かない。すぐさま、救急車にて来院した。

▶ 救急隊より病院へ連絡　午前5：00

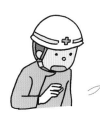

最終未発症時刻3時、4時に起きたら右麻痺出現。JCS 3、右上下肢MMT 3点、血圧150/68mmHg、脈拍65回/分（不整あり）

（脳梗塞だったら発症2時間だから、rt-PAで治療できる。よし急ごう！）
わかりました。搬送してください

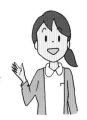

救急外来ナースの役割

一刻も早くrt-PA療法ができるように、禁忌事項と慎重投与事項の確認をする準備をしておきましょう。

▶ MRI検査

来院時、JCS 3、右上下肢MMT 3点、失語が認められました。既往は特にありません。すぐにMRI検査を実施しました。

MRI（左前頭葉〜側頭葉）

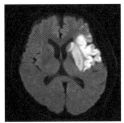

左前頭葉〜側頭葉および左被殻の梗塞。

MRA（左中大脳動脈閉塞）

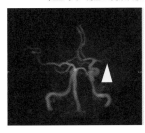

左中大脳動脈（M1水平部）が閉塞している。

▶ rt-PA実施

脳血管撮影検査を実施し、左中大脳動脈閉塞が認められました。血栓溶解療法を実施後、SCUへ帰室。

▶ SCUへ入室

右上下肢MMT 5点へ改善。JCS1、軽度の運動性失語、失行を認めました。リハビリテーションスタッフと相談のうえ、失語と失行に対するリハビリテーションを開始します。

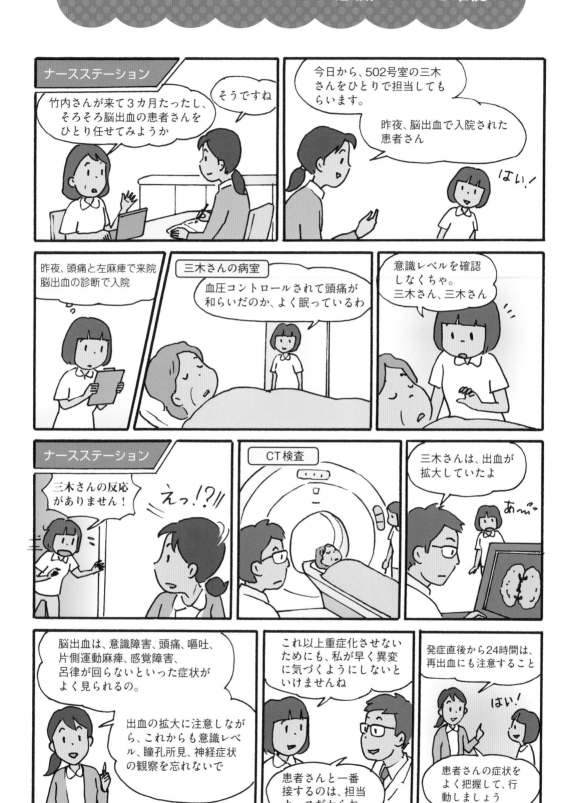

▶脳出血

Pick up 1 脳実質内の動脈が切れて、脳内の出血によって起きる疾患

　脳出血は男性に多く、生活習慣病や先天性の血管異常などが原因で起こります。頭痛や意識障害、局所症状(麻痺、呂律障害、顔面麻痺)の発症により、発見されることが多いです。

Pick up 2 最大の原因は高血圧

　脳出血の原因は、高血圧性と非高血圧性に分類されます。

高血圧性：脳出血の原因で最も多いです。高血圧による血管の老化で、細い動脈が切れて出血します。

非高血圧性：脳動静脈奇形、脳動脈瘤、もやもや病、脳腫瘍からの出血、抗血栓薬など薬剤の影響によるもの、肝臓疾患によるものなどがあります。

非高血圧性① アミロイド血管

　皮質枝系の脳血管にアミロイド（蛋白）が沈着し、血管が脆弱になることで動脈が破綻し出血します。高血圧の既往がない高齢者の皮質下出血で、多いといわれています。

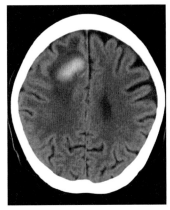

高齢者の皮質下で、まだら様の出血が多い。

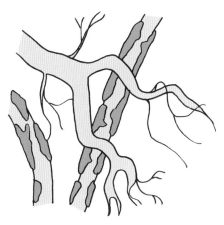

脳表の小・中動脈にアミロイド蛋白が付着し、血管壁の脆弱を起こす。

非高血圧性② 脳動静脈奇形（AVM）

　「ナイダス」とも呼ばれます。脳の動脈と静脈の異常吻合を生じている先天性疾患で、10万人に1人いるといわれています。若年層の脳内出血に多く、原因として第一に疑います。

（左）正常：毛細血管は血管抵抗が高く、動脈圧が静脈に直接かからないようになっている。（右）AVM：毛細血管を介さず、動脈圧が直接静脈にかかり破綻している。

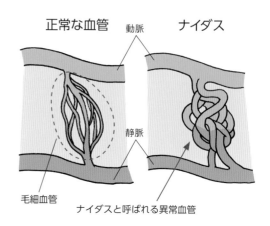

非高血圧性③もやもや病

　脳室周囲の微小動脈が破綻することで出血する疾患です。ACA（前大脳動脈）とMCA（中大脳動脈）に分岐する内頸動脈の終末部が徐々に狭窄・閉塞し、ACA・MCAへの血流が低下します。不足した脳血流を代償するために、脆弱なもやもや血管が新生されます。代償の負担が大きくなると脆弱なもやもや血管に血流が集まるため、破裂して出血することがあります。

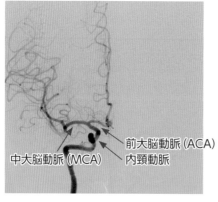
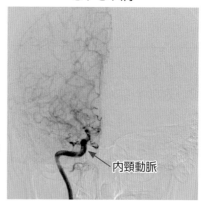

非高血圧性④その他　脳腫瘍、血小板減少や血液凝固能低下

　脳腫瘍、白血病、骨髄異形成症候群、再生不良性貧血、特発性血小板減少性紫斑病などに注意してください。腫瘍内出血、血小板の減少、血液凝固能の低下が原因で、脳出血を起こすことがあります。

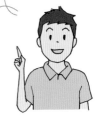

日本は欧米諸国と比べて、脳出血の発生頻度が2〜3倍高いといわれているんだ

Pick up 3 検査はCTとMRIが中心

検査は、CTが第一選択です。出血部位や大きさなどが短時間で確認でき、高吸収域（白）で描出されます。MRIのT2＊強調画像では、低信号（黒）で確認できます。

MRI(T2*<star>)

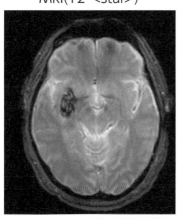

右被殻出血（CT）

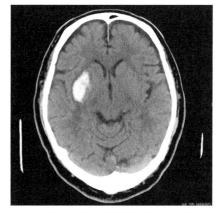

CTでは、出血すると高吸収域を示す（白く写る）。

CTでは分かりづらい出血（矢印）を見つけやすい。低信号（黒く）で写る。

Pick up 4 出血する場所により、症状が違う

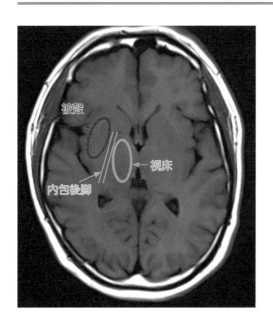

脳出血を起こすと周囲の脳が圧迫され、部位によりさまざまな症状が現われます。好発部位は、被殻、視床、脳幹、小脳で、中でも被殻や視床は、他に比べて出血が起こりやすい部位です。近くに運動・感覚神経があるため、運動麻痺や顔面麻痺、呂律不良を生じます。

\ check /
内包後脚（ないほうこうきゃく）は運動神経通路なので、この部位のダメージの有無が麻痺に大きく影響します。

部位	被殻	視床	脳幹	小脳
働き	運動の調節（コントロール）に関与する	感覚の中継器。皮膚知覚など（嗅覚以外）の感覚情報は、視床で中継され大脳皮質に送られる	脳の中枢。呼吸・循環、体温、意識などの生命基本機能を支配する	運動機能の調整をする
障害	頭痛、病変と反対側の片麻痺、運動の拙劣さ、不随意運動、失語症（左）、意識障害	頭痛、病変と反対側の感覚障害、片麻痺、意識障害	意識障害、四肢麻痺、呼吸障害、眼球運動障害	運動失調、巧緻運動障害、めまい、眼振
画像				
瞳孔・共同偏視	病巣への共同偏視	内下方	正中位・縮瞳	健側への共同偏視

　頭蓋骨内は、脳実質（80％）、血液（10％）、脳脊髄液（10％）で構成されており、これらの占拠によって生じる圧を「頭蓋内圧」といいます。通常、頭蓋内圧はほぼ一定に保たれています。ところが、出血によって頭蓋内の体積が増加すると、頭蓋内圧が上昇します（**頭蓋内圧亢進**）。**痙攣や頭蓋内圧亢進症状（バイタル**：クッシング現象（血圧上昇、徐脈）、**症状**：頭痛・嘔気・うっ血乳頭）に注意してください。

Pick up 5　内科治療は、降圧薬による血圧管理が基本

　治療の基本は、「出血拡大予防」と「周囲の脳保護」です。降圧薬による、血圧コントロールから始めます。出血により、合併する症状もあるので注意しましょう。

内科治療1　出血拡大予防

　脳出血で救急搬送された原因の多くが、高血圧です。高血圧を放置すると再出血が起こり全身状態が悪化するので、早期に140mmHg以下にコントロールすることが重要です。

降圧薬の投与
ニカルジピンやジルチアゼムといった降圧薬の投与により、出血拡大を予防します。

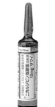

ニカルジピン
（ペルジピン®）

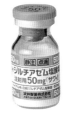

ジルチアゼム塩酸塩
（ジルチアゼム塩酸塩®）

凝固因子の補充治療
抗血栓薬を服用中の場合、中止するのが原則です。ワルファリン内服中の場合は、PT-INR（採血データ）を1.35以下に正常化することがすすめられています。

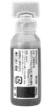

カルバゾクロムスルホン酸
ナトリウム水和物注射液
（アドナ注（静脈用）®）

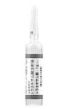

トラネキサム酸注射液
（トラネキサム酸注®）

止血剤の投与
アドナ、トラネキサムなど

内科治療2　周囲の脳保護

　血中濃度の浸透圧を上昇させる薬剤を投与します。脳実質の水分を血管内に排出させ、さらに利尿効果で体外へと排出させる効果があります。そのため、浮腫の改善をはかり脳を保護することができます。

抗浮腫薬（浸透圧利尿薬）

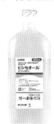

抗浮腫薬（濃グリセリン）
（グリマッケン®注）

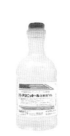

D-マンニトール注射液
（マンニットールS注射液®）

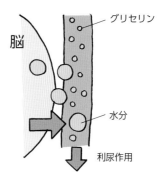

脳
グリセリン
水分
利尿作用

内科治療3　その他

　脳出血によるストレスで、消化管潰瘍を起こす可能性があります。また、脳卒中では4〜23％の頻度で痙攣が発生します。そのような場合、主に次の薬剤が使われます。

※薬品名の（　）内は商品名

Ｈ２ブロッカー
(抗潰瘍保護薬)

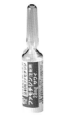

ファモチジン注射用
（ファモチジン注射用®）

ファモチジン口腔内崩壊錠
（ファモチジンOD錠20mg®）

抗痙攣薬

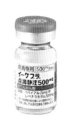

レベチラセタム注射液
（イーケプラ点滴静注®）

113

Pick up 6 外科治療は、開頭血腫除去術や内視鏡手術

出血が大きい場合や、脳浮腫が強く出て脳幹を圧迫する可能性がある場合には、内科治療に加え外科治療を行います。侵襲的な治療となるため、全身状態の観察が重要です。

開頭血腫除去術（外減圧術）

命の危険がある大きな血腫が認められた、薬物治療のみでは十分な効果が期待できない、出血が拡大して症状が悪化していくといった場合に、適応となります。頭の骨を外して顕微鏡を使い、出血を治療する手術です。同時に、外減圧術を併用することもあります。

術前

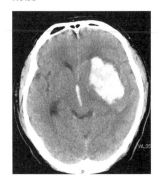

術後（血腫除去＋外減圧）

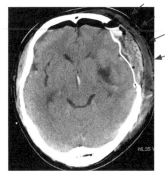

外減圧術：死や植物状態の回避を目的に、脳腫脹の圧を外部に逃がすため意図的に頭蓋骨を除去する手術です。

外減部（骨を外した部位）圧迫や外傷、創部感染に気をつける。

内視鏡手術

脳ダメージの軽減を目的に、命の危機に切迫するほどではない中〜大の血腫の場合、内視鏡手術が選択されます。内視鏡手術は、頭の骨に小さな孔を開け、内視鏡を挿入して血液を取り除きます。出血点の安定や、脳腫脹のピークの時期に行われます。

術前

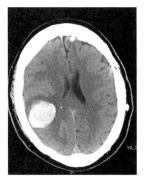

術後

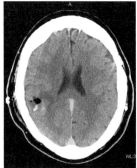

外減圧術とは異なり、脳を保護する骨は外さない。
骨に小さな孔を開けて、血腫を摘出する。

症例 脳出血で救急搬送！（麻痺、失語、嚥下障害）

83歳男性、妻と2人暮らし。右利き。ADLは自立していた。自宅にて突然
右上下肢の脱力あり。妻が話しかけるも何を話しているのかわからず、救急要請。

▶ 診断

来院時、JCS I -3（質問に対して答えようとするが、言葉が出ない状態）。右口角下垂
あり。右上下肢MMT2。CTにて左被殻出血と診断されました。受診時、血圧
198/104mmHg 、脈拍70回台/分（洞調律）、SPO2　95〜97％（ルームエア）、体温
36度台、既往に高血圧はありますが未治療。社会資源サービスの活用なし。

運動性失語

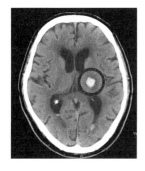

運動性失語と、内包後
脚障害で右片麻痺の症
状が見られた。

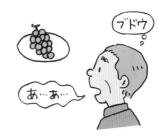

▶ 入院

命の危険はないと判断し、手術の適応
（JCS II -10以上、血腫量31ml以上）と
ならず、点滴による降圧治療が開始され
ました。血圧110-130mmHg台で経過。
脈拍70回台。

> 発症後24時間以内は、再出血を起こしやすい
> 時期
> ➡厳重な血圧コントロールが必要です
> ➡出血増大の確認のため、翌日CTを撮影
> 　することが多い

▶ 慎重に観察

中等度出血のため、今後再出血や
痙攣、頭蓋内圧亢進症状に注意が必
要です。血圧が高い場合は再出血す
る可能性があり、意識レベルや神経
所見の悪化が予測されます。消化管
出血予防のためにH2ブロッカーの
投与を主治医へ相談します。

▶ 入院24時間後

CTにて出血拡大は認められませんでした。
リハビリ介入し、離床を開始。出血範囲が広
いため、脳浮腫予防にグリセオールを開始し
ました。

> 脳浮腫は、病日3〜5日をピークに強
> くなります。頭蓋内圧亢進症状や痙
> 攣に注意を！

▶ ギャッジアップ

体動時に、血圧の上昇が認められました。降圧薬の持続点滴流量を増量し、血圧を頻回に測定しながらギャッジアップを行いました。

> ギャッジアップ30度で、脳の循環は水平時に比べて良好になります。

改訂飲水テストにて、トロミ付きの水を1回/30秒嚥下可能。急性期からのリハビリテーションは、モニタリングしながら実施する必要があります。急性期から始めることで、ADLが改善するという研究が発表されています。

リハビリ介入

PT（理学療法）・OT（作業療法）：これから
ST（言語聴覚療法）：運動性失語と構音障害および嚥下障害を認め、胃管を挿入し経口訓練と栄養を併用しました。

> **失語**
> 大脳半球の言語野を含む領域の障害で、言語理解も発語も障害されます。程度の差はありますが、「話す」「聞く」「読む」「書く」に異常が生じます。
> **構音障害**
> 口の巧緻運動障害。言葉の理解も発語もできますが、滑舌の悪さが特徴。

▶ 発症7日目

少しずつ発語が見られ、氏名や生年月日をゆっくりと答えられるようになりました。血圧管理は、持続点滴から内服による降圧薬に変更され、収縮期血圧100-120mmHg台で経過。ミキサー食をほぼ全量摂取できるようになり、胃管抜去。

> 脳卒中ガイドラインでは、急性期の血圧管理として、できるだけ早く収縮期血圧140mmHg以下に降下させ、7日間維持することが推奨されています。

▶ 発症9日目

神経所見・バイタルサイン安定し、SCU（脳卒中集中治療室）を退室しました。退室後も神経所見・バイタルサインに注意が必要となりますが、ADL改善のためリハビリテーションがメインの治療となります。

▶ 発症30日目

氏名・生年月日が言えるようになりました。左上下肢麻痺なし。右上肢MMT4、右下肢MMT4まで改善。瞳孔不同なし。治療が終了し、今後外来での通院が可能となったため、自宅退院に。

▶ 自宅

妻と2人暮らしのため、入院時に社会福祉士が介入し、介護保険を申請。退院後は社会福祉サービスを活用し、週2回のデイサービス（リハビリ目的）、訪問看護と週3回の訪問介護を利用。妻の負担が増えることなく、地域で生活を再開できるようになりました。

▶くも膜下出血

Pick up 1 脳動脈瘤の破裂によって、くも膜下に出血が広がる

　くも膜下出血は、脳実質外にある太い血管にできたコブ（動脈瘤）の破裂によって、脳の表面を取り巻く透明のくも膜下に出血が広がった状態です。脳は3層の膜（硬膜・くも膜・軟膜）で囲まれていて、その中間にくも膜があります。脳動脈瘤は、脳とくも膜の間に存在するので、脳動脈瘤が破裂したとたんに、血液がくも膜と脳表の間にすさまじい勢いで広がります。そのため、急激に脳圧が上がって脳への血流が途絶え、命の危険にさらされます。

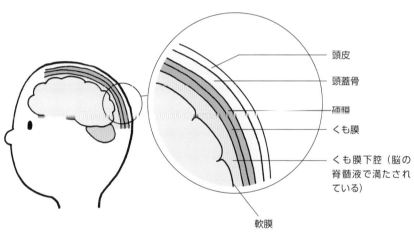

　頭皮

　頭蓋骨

　硬膜

　くも膜

　くも膜下腔（脳の脊髄液で満たされている）

軟膜

脳出血とくも膜下出血の違い

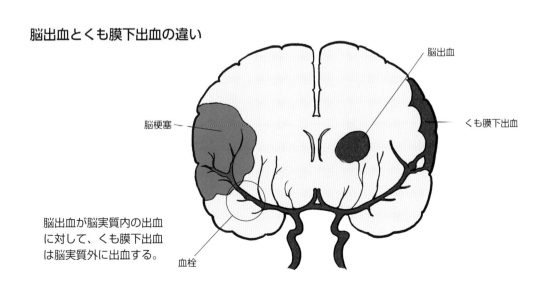

脳出血

くも膜下出血

脳梗塞

血栓

脳出血が脳実質内の出血に対して、くも膜下出血は脳実質外に出血する。

117

Pick up 2 原因は脳動脈瘤破裂が約90％、次いで脳動静脈奇形（AVM）

　くも膜下出血の原因は**脳動脈瘤破裂**が最も多く、**全体の約90％**を占めています。脳動脈瘤は中高年に好発しますが、最近は低年齢化している傾向があるので、若年層でも気をつけないといけません。

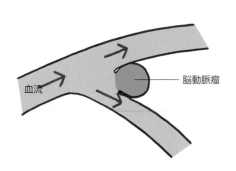

血流　　脳動脈瘤

脳動脈瘤

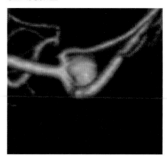

脳動静脈奇形（AVM）

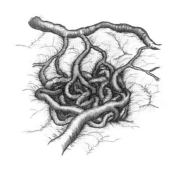

© 横浜新都市脳神経外科病院

脳動脈瘤の好発部位

　ウィリス動脈輪は脳底部にある太い血管で、勢いよく血液が流れています。そのため、枝分かれする部分に脳動脈瘤が発生しやすいのです。中でも多いのは、右ページ写真の3カ所です。

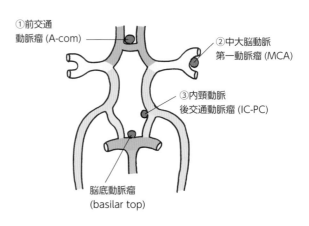

①前交通動脈瘤 (A-com)
②中大脳動脈第一動脈瘤 (MCA)
③内頸動脈後交通動脈瘤 (IC-PC)
脳底動脈瘤 (basilar top)

前交通動脈瘤
(A-com)

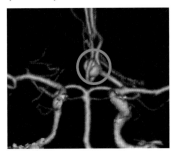

中大脳動脈瘤
(MCA)

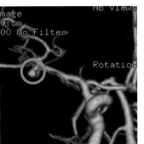

内頸動脈後交通動脈瘤
(IC-PC)

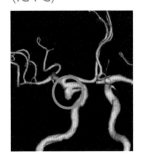

Pick up 3 代表的な症状は、バットで殴られたような突然の激しい頭痛

症状は、突然の頭痛が起きて嘔吐するのが一般的です。よく「バットで殴られたような突然の激しい頭痛」と表現されます。重症の場合は、意識を失います。

覚えておこう！

くも膜下出血を見極めるポイント

● 脳実質内に出血しないので、麻痺や失語など**脳の局所障害で生じる症状はありません**。
● 太い血管から出血するため、出血量が多く頭蓋内圧が亢進します。頭痛、嘔吐（頭蓋内亢進症状）→さらに内圧が亢進し、血液が髄液と混合して髄液循環が悪くなり急性水頭症に→意識障害へとつながります。
● 頭痛、嘔吐はあるものの、麻痺や失語が見られなかったら、くも膜下出血を疑います。

代表的な症状

● バットで殴られたような "突然の激しい頭痛"
● 悪心、嘔吐、意識障害、痙攣
● 項部硬直（仰臥位で頭部を前屈させると抵抗がある）

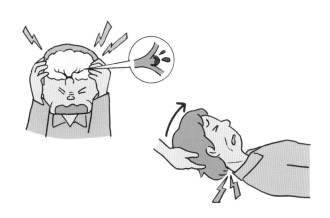

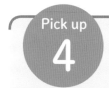

症状により、重症度が分類されている

重症度は、症状によりグレード別に分類されています。分類することで、治療法を検討するのに役立ち、再出血のリスクや予後の予測にも活用できます。グレードが進むにつれて症状悪化を示し、Grade Vは生活復帰をすることが困難な状態です。

Hunt and Kosnik分類（1974）

意識レベル→良
軽症

↕

意識レベル→不良
中等度〜重症

Grade0	未破裂の動脈瘤
GradeI	無症状か、最小限の頭痛および軽度の項部硬直をみる
Grade I a	急性の髄膜あるいは脳症状をみないが、固定した神経学的失調のあるもの
Grade II	中等度から強度の頭痛、項部硬直をみるが、脳神経麻痺以外の神経学的失調はみられない
Grade III	傾眠状態、錯乱状態または軽度の巣症状を示すもの
Grade IV	昏迷状態で、中等度から重篤な片麻痺があり、早期除脳硬直および自律神経障害を伴うこともある
Grade V	深昏迷状態で除脳硬直を示し、瀕死の様相を呈するもの

WFNS分類（1983）
GCS（E4V5M6）の評価を基準に分類

	GCS	神経脱落症状
GradeI	15	なし
Grade II	14〜13	なし
Grade III		あり
Grade IV	12〜7	
Grade V	6〜3	

GCS（E4V5M6）については、
37ページ参照。

※神経脱落症状……障害された部位の担う機能に伴う、意識・言語などの障害、感覚・運動障害や麻痺などの症状

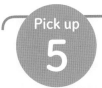

Pick up 5 — 検査はCTが中心。くも膜下腔（脳槽）に限局した出血（白色）

CT検査を行い、頭蓋内病変を確認します。**くも膜下腔（脳実質のすき間）に限局した出血（白色）が特徴**なので、9割以上はこの段階でくも膜下出血と診断されます。次に、造影剤を投与して3D-CTA検査を行い、原因となる脳動脈瘤を探します。脳動脈瘤のある場所、向き、形状などの把握に役立ちます。3D-CTAを行わず、脳血管造影やMRAで脳動脈瘤を探すこともあります。

くも膜下出血のCT画像

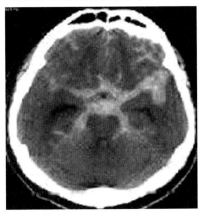
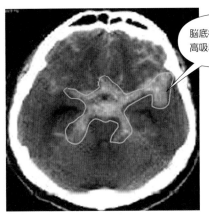

脳底槽にヒトデ型の高吸収域（白く写る）

脳内出血

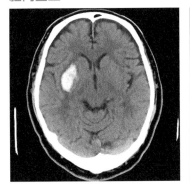

くも膜下出血

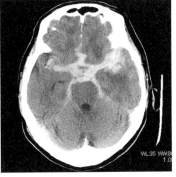

左の脳内出血と違い、右のくも膜下出血は脳の隙間（くも膜下腔）だけに出血しているのが分かる。

脳動脈瘤（3D-CTA）

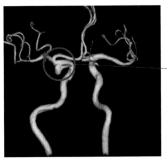

脳動脈瘤

出血源となる脳動脈瘤を確認できる。病変の位置や形状を確認するためにも重要な画像。

（頭部血管造影）

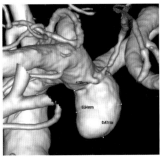

脳血管造影検査は、動脈瘤の形状、サイズ、正常血管との位置関係が最もよく分かる。そのため、カテーテル治療には不可欠。

再出血は24時間以内が多い。絶対に再破裂させないこと！

再破裂による再出血は、24時間以内に多く見られます。一度破裂した脳動脈瘤が再出血をすると、予後不良となります。絶対に再破裂させないように、手術までの看護には十分配慮しなければなりません。

手術までの看護ケアのポイント

①刺激をしない

- 大声や、痛み刺激での意識確認は控えます。
- ストレッチャーからベッドへの移動などの刺激も、極力避けてください。
- 光刺激を避けるため、ペンライトで瞳孔確認は行わないようにします。
- 患者さんの目をタオルで覆い、部屋を暗くします。

②血圧を上げない

- 通常、収縮期血圧を120mmHg以下に保つため、降圧薬や鎮痛薬を使用します。

③嘔吐させない

- 不穏状態や意識が悪いと、頭蓋内圧亢進の可能性が高く、嘔吐による血圧上昇のリスクが高まります。そのため、鎮静剤と筋弛緩剤を用いて挿管し呼吸器管理とします。血圧の安定も容易に得られます。

常に再出血を防ぐことを念頭において、患者さんを観察しましょう。中でも血圧管理が重要です。
BP120mmHg以下コントロールを目安にして

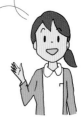

治療法は2種類ある。手術の目的は再破裂を予防すること

いったん破裂した脳動脈瘤は、かさぶたで止血されている程度です。放置すれば、再出血する危険があります。まずは血圧を下げ、72時間以内に再出血を防ぐための手術を行うことがすすめられます。ただし、回復の見込みが少ない重症（Grade Ⅳ〜Ⅴ）の場合は、手術をしない選択もあります。

再破裂予防の手術であり、症状を改善させる手術ではないことを覚えておきましょう

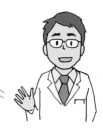

くも膜下出血の治療法

①開頭クリッピング術

- 開頭後、脳の隙間を分け入って脳底部の動脈瘤に到達し、動脈瘤の根元（ネック）を金属クリップで挟んで、動脈瘤内に入る血流を遮断する方法です（180ページ参照）。
- 脳動脈瘤治療では、最もポピュラーで確実性が高いです。
- 侵襲性が高いため、重症患者や高齢者には不向きです。

②血管内コイル塞栓術

- 足の付け根から血管にカテーテルを挿入し、脳動脈瘤まで誘導します。血管の中から動脈瘤内にコイルを詰めて血液を固めることで、破れないようにする方法です（181ページ参照）。
- 動脈瘤の完全閉塞率は、80〜95％と高率です。治療後も定期的な経過観察をします。
- 開頭せずに治療できるため、患者さんへの負担が少なく、高齢者や全身合併症のある重症の患者さんにも行えます。

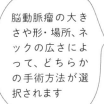

脳動脈瘤の大きさや形・場所、ネックの広さによって、どちらかの手術方法が選択されます

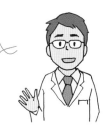

Pick up 8

開頭術後は脳室ドレーンや脳槽ドレーンの管理が必要

　開頭術後は、バイタルサインや創部観察とともに、脳室ドレーンや脳槽ドレーンの管理が必要となります。合併症のリスクがあるので、術後看護は慎重に行いましょう。

バイタルサイン測定

- 術直後の血圧は、140mmＨg以下にコントロールします。ドクターの指示に従ってコントロールしていきます。
- 血圧が高いと術後出血のリスクが高くなるため、指示オーバーの場合はすみやかに降圧をはかります。
- 意識レベルやMMT、疼痛の有無などを観察します。

創部管理

- 創部は、ステープラ(医療用ホチキス)で縫合してあります。創部からの出血や浸出液がないか、よく観察してください。
- 出血や浸出液でガーゼが汚染された場合はドクターへ報告し、ガーゼ包交してもらいます。

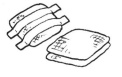

● 開頭術後は、通常、脳室もしくは脳槽ドレーンを挿入します。

● ドレーンの目的は、**脳血管攣縮の原因となるくも膜下腔の血腫を排出する**ことと、**脳圧管理**です。

● 適切なドレーン管理をするために、創部（刺入部）を清潔にして感染（髄膜炎）を起こさないことが大切です（留置期間は7〜10日）。

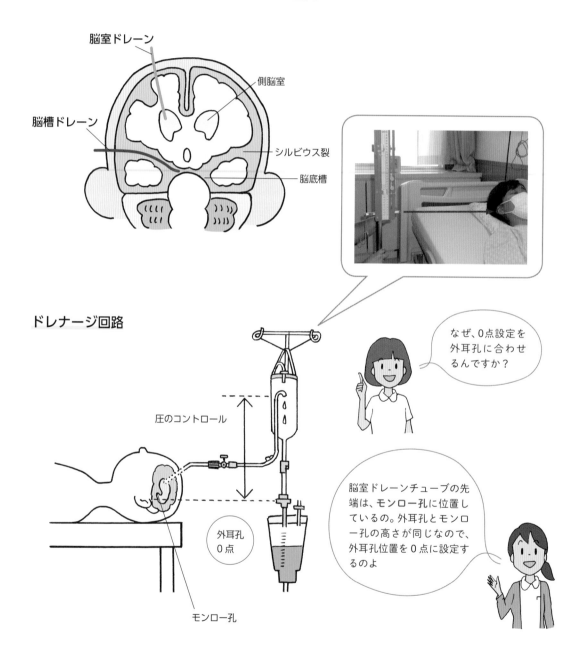

脳室ドレーン

脳槽ドレーン

側脳室

シルビウス裂

脳底槽

ドレナージ回路

圧のコントロール

外耳孔
0点

モンロー孔

なぜ、0点設定を外耳孔に合わせるんですか？

脳室ドレーンチューブの先端は、モンロー孔に位置しているの。外耳孔とモンロー孔の高さが同じなので、外耳孔位置を0点に設定するのよ

排液量の管理

1日の排液量の目安は、**約200〜300ml**です。1〜2時間ごとに確認し、変化を見逃さないようにしましょう。髄液量が適切でない場合は、次のようなことが考えられます。

髄液量が少ない場合(前日より極端に少ない)	髄液量が多い場合
● クレンメの開放忘れ ● ドレナージ回路の屈曲、閉塞 ● ドレーン抜去 ● 刺入部からの髄液の漏れ	● フィルター部クランプの不具合 ● 再出血や脳腫脹などによる頭蓋内亢進

排液の性状の観察

排液の性状や量を観察することによって、再出血を起こしていないか、頭蓋内圧が高くなっていないかなどを確認できます。頭蓋の中で起こる問題の有無を知る、重要なサインとなります。

> 時間経過とともに（血性→キサントクロミー→無色透明）へと変化

血性	キサントクロミー	透明

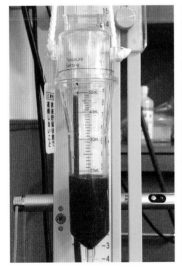 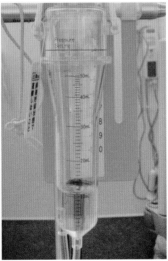 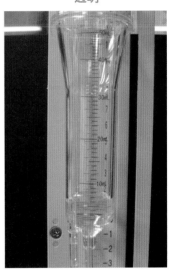

キサントクロミー…橙黄色をしている髄液。

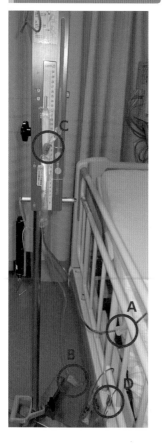

ドレーンのクランプで一番注意したいのは、**開放忘れによる**
オーバードレナージ（設定圧が低くなりすぎて、一気に脳脊
髄液が流れ出る）です。オーバードレナージを避けるため、
クランプの手順を守ることと、開放忘れがないようにするこ
とが大切です。

クランプの順番　　A → B → D → C

開放の順番　　　　C → D → B → A

覚えて
おこう！

クランプ開放忘れの合併症

C開放忘れ、フィルターが汚染

↓

ドレナージ回路の圧調整が機能せず、ドレーンの挿
入先端と排液バッグ位置の高低差で排液される

↓

髄液が強い陰圧で排出される

↓

オーバードレナージに！

ドレーンの固定方法

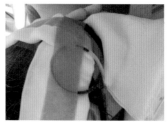

固定部分に直接力が
加わらないように、
ループをつくる。

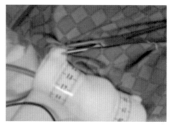

三方活栓の重みでテ
ンションがかかるこ
とを予防するため、
寝衣にペアンで固定
する。

合併症

少なくとも2～3週間は、くも膜下出血後に起こる合併症のリスクがあります。代表的な
のが**脳血管攣縮**（れんしゅく）と**水頭症**で、早期発見が重要です。

①脳血管攣縮（スパズム）脳梗塞の危険を招く

- 出血した血液の成分により、脳動脈が攣縮（スパズム）を起こし、狭窄する状態です。
- 一時的に脳血管が細くなることで、麻痺や言語障害などの症状を伴う**脳梗塞を起こす**
  ことがあります。
- 発症時期は，出血後4～14日、**ピークは7～10日**。

● 動脈瘤の手術をするまでは**再出血予防**の治療ですが、処置後は、**脳梗塞予防**の治療（低血圧、脱水、血液濃縮を予防）にシフト変化させます（**重要!!**）。

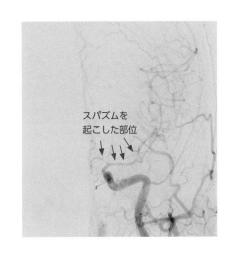

スパズムを
起こした部位

予防するには

トリプルＨ療法：高血圧（Hypertension）、循環血液増加（Hypervolemia）、血液希釈（Hyperdilution）を保ち、脳血流をできるだけ維持する治療法です。

ドレナージ留置：攣縮の原因となる、くも膜下腔の血腫を排出します。

血腫溶解療法：ウロキナーゼを髄液内に投与（ドレナージより）します。

全身的薬物投与：塩酸ファスジル（エリル）、オグザレルナトリウム、抗血小板内服などの脳梗塞予防薬を投与します。

②水頭症

くも膜下腔の脳脊髄液に血腫が混じることで、髄液の循環・吸収障害が生じ、脳室が拡大してくる疾患です（164ページ参照）。

正常（ＣＴ）

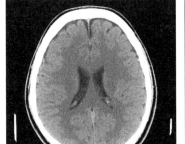

脳室拡大を認める-左右対称（ＣＴ）

脳室拡大

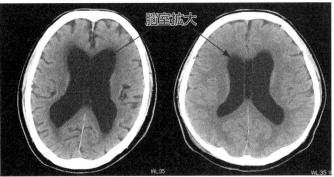

急性期（閉塞性水頭症）〜くも膜下出血発症直後の症状：頭痛、嘔吐、意識障害（脳圧亢進症状）

慢性期（正常圧水頭症）〜くも膜下出血後数週間〜数カ月の症状：歩行障害、認知症状、尿失禁

- 脳室または脊髄（スパイナル）ドレナージにて、髄液を体外に排出させます。
- 慢性期にはタップテスト（髄液排除試験）を行い、シャント術（194ページ参照）の適応があるかを判断します。タップテストとは、正常圧水頭症の疑いがある患者さんに対し、腰椎穿刺にて髄液を排出し、歩行が改善するか評価を行うテストです。

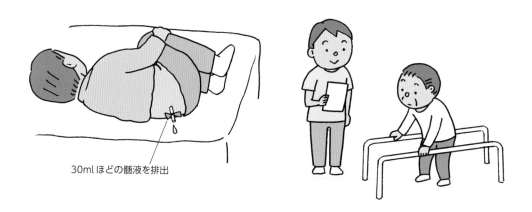

30mlほどの髄液を排出

シャント術

　水頭症による頭蓋内圧の亢進は、ダイレクトに脳実質を圧迫します。頭蓋内で循環障害になった脳脊髄液を他へ逃がすために、シャントチューブを体に埋め込むのがシャント術です。次の3種類があります（194ページ参照）。

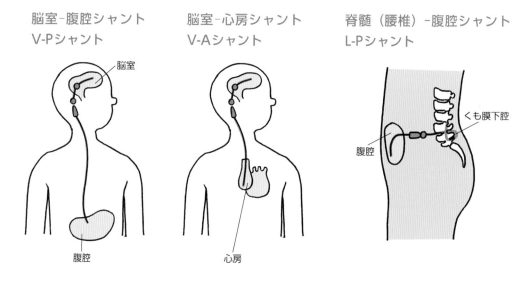

| 脳室-腹腔シャント
V-Pシャント | 脳室-心房シャント
V-Aシャント | 脊髄（腰椎）-腹腔シャント
L-Pシャント |

脳室　腹腔　心房　くも膜下腔　腹腔

症例 突然の激しい頭痛！ 救急車で搬送に

40歳女性。朝起きたとき、突然の激しい頭痛・嘔吐に見舞われた。すぐに119へ連絡し、救急隊が駆けつける。

朝起きたら、突然の激しい頭痛・嘔吐あり。JCS2、血圧200/98mmHg、麻痺はありません

（くも膜下出血の可能性があるな）わかりました。搬送してください

救急外来ナースの役割

受け入れの段階からくも膜下出血の疑いがあれば、再破裂予防の看護を実施します（122ページ参照）。

来院時

JCS2、血圧200/98mmHg、脈拍65回/分、頭痛が強く嘔吐もあります。

検査

CTにて、くも膜下出血と診断。3D-CTAでは、左中大脳動脈に脳動脈瘤が認められました。血圧140mmHg以下のためドクターから指示があり、降圧薬持続で点滴を開始。鎮静薬を使用し、呼吸器管理となりました。

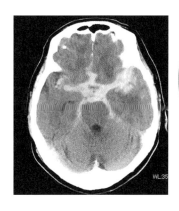

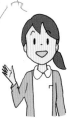

頭痛・嘔吐があると血圧が上がり、再破裂するかも。鎮静薬を使用し、呼吸器管理をすることが多いわ

脳血管撮影 ━━━▶

開頭クリッピング術が決定し、SCU病棟にて手術待機します（122ページ参照）。

術後 ━━━━━━━━▶

手術では、中大脳動脈の脳動脈瘤にクリップを1個かけました。**脳室ドレーン**を1本挿入し、呼吸器装着した状態でSCUに帰室します（123ページ参照）。

術翌日 ━━━━━━━▶

呼吸器を外します。JCS1、頭痛あり、ドレーンからは血性の排液を認めました。術後より、ベッド上にてリハビリを開始。頭痛によりなかなか離床をはかれず、内服による疼痛コントロールを行いました。

❗ **入院7日目** ━━━━▶

突然、右上下肢麻痺が出現！ 脳血管内撮影にて、左中大脳動脈に脳血管攣縮を認めました。血管内治療によるエリル動注を実施します。

入院14日目 ━━━━▶

脳血管撮影にて脳血管攣縮が消失していることを確認し、MRIで新たな梗塞なし。SCU病棟から急性期病棟へ転出となりました。

入院20日目

無事に退院！

▶ 脳動脈瘤

Pick up 1

脳の主幹動脈にできたコブ。好発部位はウィリス動脈輪

　動脈の分岐部の中膜は弱くなりやすく、欠損や途切れてしまったところに血液が流入するため、血管壁が伸びてコブになることがあります。これが脳動脈瘤です。脳動脈瘤の90%は、脳動脈の中で太い血管であるウィリス動脈輪に形成されます。

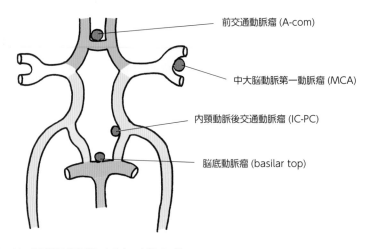

前交通動脈瘤 (A-com)

中大脳動脈第一動脈瘤 (MCA)

内頸動脈後交通動脈瘤 (IC-PC)

脳底動脈瘤 (basilar top)

ウィリス動脈輪は脳底部にある太い血管で、勢い
よく血液が流れる。そのため、枝分かれする部分
に脳動脈瘤が発生しやすい。

Pick up 2

「囊状脳動脈瘤」と「解離性脳動脈瘤」の2種類がある

　脳動脈瘤は形状の違いにより、「囊状脳動脈瘤」と「解離性脳動脈瘤」の2種類があります。このほか、大きさによって分類されることもあります。大型動脈瘤は直径11〜25mm、巨大動脈瘤は直径25mm以上です。全体の75%以上は10mm未満の大きさです。

嚢状脳動脈瘤

　血管分岐部に嚢状に膨らむ脳動脈瘤です。脳動脈瘤の中で最も頻度が高く、成人に発症します。

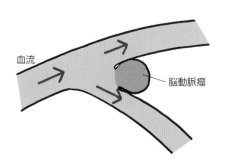

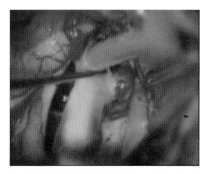

右内頸動脈-後交通動脈動脈瘤。正常血管と比べて、壁が薄くなり赤くなっているのが動脈瘤（矢印）。

解離性脳動脈瘤

　動脈壁は、内側から内膜、中膜、外膜の3層構造になっています。何らかの原因で、この動脈壁に亀裂が入り、内側と外側の層の間に血液が流れ込んで裂けた状態を解離性脳動脈瘤といいます。出血を起こした場合は、くも膜下出血となります（椎骨動脈に多い）。

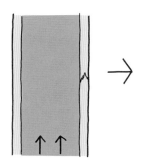

①動脈の壁に何らかの原因で亀裂が入り、魚の2枚下ろしのように裂ける。

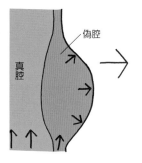

②解離腔（偽腔）に血液が流れることによって血管の真腔が狭窄し、脳梗塞になることがある。

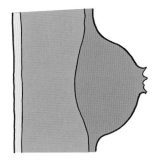

③外膜の血管膜が薄いため、破裂して出血を起こす。

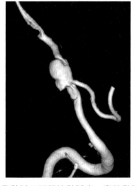

椎骨動脈の解離性動脈瘤。嚢状動脈瘤と異なり、血管分岐部ではなく、直線状の血管に発生する。

「未破裂」と「破裂」に分類される

　脳動脈瘤は、「未破裂」と「破裂」に分けられます。未破裂の大部分は症状が現われないため、脳ドックなどの検診で偶然発見されることが珍しくありません。ただし、発生している部位や大きさによって、脳神経を圧迫して目の動きの障害などが症状として現われることがあります。

　一方、脳動脈瘤で最も問題なのは破裂です。くも膜下出血となり、緊急の対応が必要となります。くも膜下出血は、脳卒中（脳血管障害）の中で最も予後が悪く、発症すると、死亡例が約3割、後遺症の残る例が約4割、元気に回復する例が約3割といわれています。

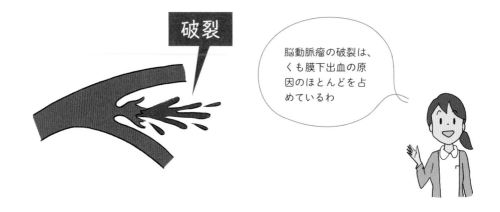

破裂

脳動脈瘤の破裂は、くも膜下出血の原因のほとんどを占めているわ

遺伝により動脈壁が弱いことが、脳動脈瘤の原因につながる

　脳動脈瘤ができる原因は明らかになってはいませんが、生活習慣病などの後天的要因が指摘されています。また、遺伝による動脈壁の脆弱性があることも大きく影響します。そのため、遺伝性疾患（多発性嚢胞腎、マルファン症候群）に注意が必要です。未破裂脳動脈瘤やくも膜下出血になったことがある家族の有無など、家族歴の情報収集を忘れないでください。

脳動脈瘤の主な原因

- 頭部外傷
- エストロゲン欠乏症
- 高血圧
- 動脈硬化
- 喫煙
- 家族性

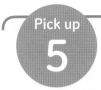

Pick up 5 治療は、「開頭クリッピング術」と「血管内コイル塞栓術」がある

　脳ドックや検査で未破裂脳動脈瘤が偶然に見つかった場合、必ずしもすぐに手術が必要となるわけではありません。ほとんどが無症状であるうえ、**通常の脳動脈瘤が破裂する確率は1年間に0.5～2%程度**と報告されています。大きさや形状、発生部位によっては、経過観察が妥当と判断される場合もあります。

　ただし、圧迫して神経症状が現われている場合や、破裂してくも膜下出血になる可能性が高い動脈瘤には、治療が必要です。「開頭クリッピング術」か「血管内コイル塞栓術」が選択されます。

開頭クリッピング術

- 開頭後、脳の隙間（くも膜下腔）を分け入って脳底部の動脈瘤に到達し、動脈瘤の根元（ネック）を金属クリップで挟んで、動脈瘤内に入る血流を遮断する方法です（180ページ参照）。
- 脳動脈瘤治療では、最もポピュラーで確実性が高いです。
- 侵襲性が高いため、重症患者や高齢者には不向きです。

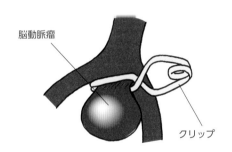
脳動脈瘤
クリップ

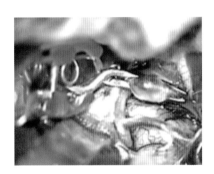

血管内コイル塞栓術

- 足の付け根から血管にカテーテルを挿入し、脳動脈瘤まで誘導します。血管の中から動脈瘤内にコイルを詰めて血液を固めることで、破れないようにする方法です。
- 動脈瘤の完全閉塞率は、80～95%と高率です。治療後も定期的な経過観察をします。
- 患者さんへの負担が少なく、高齢者や全身合併症のある患者さんにも行えます。

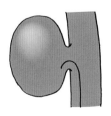
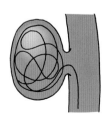
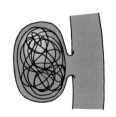
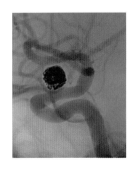

▶ もやもや病

Pick up 1 主幹動脈の末端が狭窄・閉塞して、もやもや血管が発達する疾患

　脳に栄養を送る４本の主幹動脈は、前後左右でつながり、脳への血流が途絶えないような構造になっています。輪のようにつながっているので、「ウィリス動脈輪」と呼ばれています（15ページ参照）。

　もやもや病は、ウィリス動脈輪にある両側の内頸動脈終末部から、前大脳動脈と中大脳動脈に分岐するＴ字部位（矢印）付近の血管が徐々に狭窄・閉塞し、脳への血流不足を補うために、もやもや血管（側副血行路）がつくられる疾患です。なぜ主幹動脈が狭窄・閉塞するのか、はっきりとした原因は分かっていません。

　検査は、ＣＴ、ＭＲＩ、ＭＲＡ、脳血管撮影を中心に、SPECTなどの脳血流検査も行います。

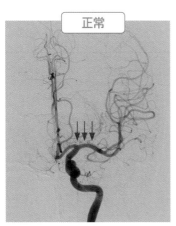
正常

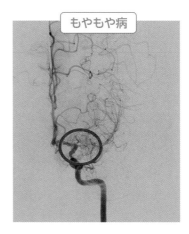
もやもや病

Pick up 2 虚血（小児）と出血（成人）が２大症状

　内頸動脈が狭くなると、その先になんとか血液を届けようとして、細い網の目のようなもやもや血管がつくられます。しかし、微小血管であるため脳への血流提供が不足し、虚血が見られます。また、もやもや血管は脆弱なので、負担増大によって出血が起こることも珍しくありません。

　症状が多く見られるのは、虚血発症による5～10歳までの小児と、出血発症による30～40歳前後の成人です。もやもや病は、10数％程度の家族内発症も指摘されています。

●**小児**……ほとんどが虚血です。大泣きした、笛を吹いた、激しい運動をした、麺類をフーフーと冷ましながら食べたといったことをきっかけに過呼吸になり、体内のCO_2が一時的に減少して脳血管収縮が起こります。そのため、頭痛・脱力発作、意識消失、手足や顔面がしびれる、手足が動かしにくいなどの症状が一過性で現われることがあります。

●**成人**……出血・脳梗塞のどちらかを発症します。脳梗塞や出血部位に応じた神経症状（麻痺や失語）を発症してから、病院を受診して診断されることが多いです。

Pick up 3 治療は、抗血小板薬の投与や バイパス手術

　虚血症状には、抗血小板薬の投与を第一選択とし、脱水管理と血圧管理も行います。服薬により、狭い血管を血液が通り抜けやすくなり、狭い部分で血液が固まり詰まってしまうのを防ぐことができます。

　症状が進行性なら、バイパス手術を考慮します。もやもや血管の負担を軽減し、脳実質への血流を増加させるために、皮膚の血管を脳表につなぐ手術です。虚血型だけでなく出血型に対しても、バイパス手術はもやもや血管の負担を減らして予防する効果があるといわれています。

バイパス手術の適応

● **虚血**……SPECTにより明らかな血流低下（＋）もしくは虚血症状（＋）の場合
● **出血**……症例ごとに検討

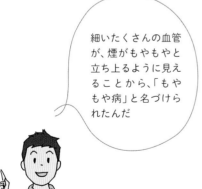

細いたくさんの血管が、煙がもやもやと立ち上るように見えることから、「もやもや病」と名づけられたんだ

バイパス手術

皮膚の血管を脳表の血管につないで、脳の血流を増加させる手術です。「直接血行再建術」と「間接血行再建術」があります。直接血行再建術と間接血行再建術を組み合わせる「複合バイパス」も効果的とされています（186ページ参照）。

● **直接血行再建術**……頭の皮膚の血管を、脳の表面の血管（中大脳動脈、前大脳動脈）に顕微鏡下で直接つなぎます。

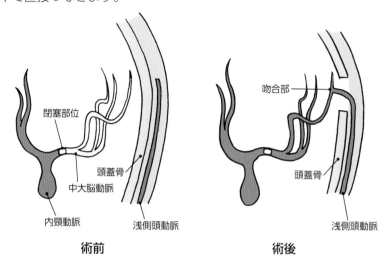

術前　　　　　　　　　　　術後

● **間接血行再建術**……脳を包む硬膜や側頭部の筋肉など、血流豊富な組織を脳表に置いて、小さな血管が自然に増生してつながりが形成されるのを待ちます。

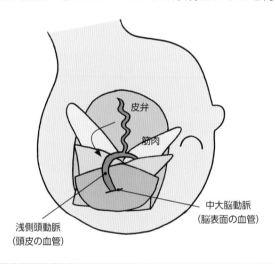

Q なぜ、出血症状にもバイパス手術が適応されるの？

A 細くてもろい、もやもや血管の負担を減らせます

もやもや病の出血の原因は、もやもや血管の負担が大きくなって脆弱な血管壁が破れることです。「出血症状にバイパス手術を行うと、脳血流を増加させて、ますます出血を増長させるリスクを高めるのでは？」と考えるかもしれません。実は、バイパス手術により新たな血流をつくることで、もやもや血管への負担が減り、出血の予防につながるのです。術後、血流が増加してもやもや血管が不要になり、明らかに減少することもあります。

▶ AVM（脳動静脈奇形）

Pick up 1 動脈と静脈がとぐろを巻いた塊のような奇形の血管

血液は通常、動脈〜毛細血管〜静脈へと流れます。しかし、AVM(脳動静脈奇形)は異常な動脈と静脈が毛細血管を介さずに直接つながり、とぐろを巻いたような塊(ナイダス＝ラテン語で巣の意味)となっている状態です。生まれつきの血管の奇形です。

- ●動脈の圧が直接静脈に加わるため、破れやすい特徴があります。いったん破れてしまうと、脳出血やくも膜下出血になります。
- ●20〜40歳代の脳卒中(脳出血)の原因のひとつです。

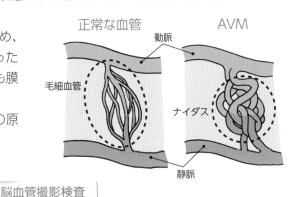

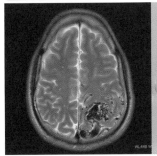

左後頭部にAVM。T2でナイダスは血管が黒く描出されるため分かりやすい。

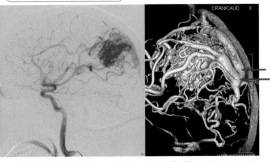

ACAとMCAをフィーダー（流入動脈）とするAVM。3Dの拡大図で拡張した血管（矢印）がドレーナー（流出静脈）。

Pick up 2 脳出血を起こすと、頭痛、嘔吐などの症状が現われる

出血していなければ、ほとんど症状はありません。ただし、AVMが6cm以上の大きさだと、頭痛やてんかんが現われることがあります。AVMが破裂すると、脳出血やくも膜下出血を起こします。頭痛、嘔吐、運動麻痺、失語症、高次脳機能障害、感覚障害などの症状が代表的です。痙攣発作も、30〜40％の確率で現われます。

Pick up 3 部位、大きさ、深部静脈の関与、3つの観点から5つのグレードに分かれる

　AVMには、Spetzler-Martin（スペッツラーマーチン）分類という指標があります。外科的手術の術後に合併症が起こる可能性（術後の難易度）を示しており、数字が大きいほど治療がむずかしく、治療か経過観察かを見極めるスコアリングとなります。グレードが高いのは、❶機能的に重要な部位にある、❷大きなAVM、❸深部静脈への流出などで、術後の合併症や障害が多いという報告があります。

Spetzler-Martin分類

	特徴	点数
大きさ	小（＜3cm）	1
	中（3〜6cm）	2
	大（＞6cm）	3
周囲脳の機能的重要性	重要でない（non-eloquent）	0
	重要である（eloquent）	1
導出静脈の型	表在性のみ	0
	深在性	1

Grade（0〜5）＝
大きさ＋機能的重要性＋導出静脈
Grade 1〜3：手術を考慮
4〜5：基本的には経過観察

Spetzler,RF.et al.A proposed grading system for arteriovenous maiformations.J Neurosurg.1986,65(4).476-83. より改変

Pick up 4 血管内塞栓術後、開頭摘出術かガンマナイフの2段階治療が多い

　基本的に、以下の3つの治療法があります。血管内塞栓術後、開頭手術またはガンマナイフといった2段階で実施することが多いです。症状が現われにくい部位は開頭摘出術、症状が現われやすい部位はガンマナイフを選択します。出血例にはAVMを摘出せずに、開頭血腫除去術のみを実施することもあります。

　1.開頭摘出術……ナイダスを摘出する
　2.血管内塞栓術……ONIX、NBCAなどの液体塞栓物を用いてナイダスの血管を塞栓する
　3.ガンマナイフ……放射線を集中してAVMに照射し、閉塞させる（消失するまでに時間がかかる）

▶dAVF（硬膜動静脈瘻）

Pick up 1 硬膜の動脈と静脈が、直接つながった状態

脳は、硬膜（dura）に包まれています。硬膜の中にも、脳と同様に動脈と静脈が存在します。dAVFは、硬膜の動脈と静脈が毛細血管ではなく、通常では存在しない瘻孔（Fistula）を介して直接つながった状態です。頭部外傷、静脈洞血栓症など後天的な原因が指摘されていますが、原因不明のことも多いです。

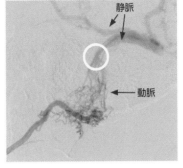

瘻孔（黄色の円内）の部分で、動脈が静脈に直接流れ込んで、静脈の圧が上がっていく。動脈は通常細く、静脈は太いことが多い。

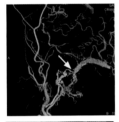

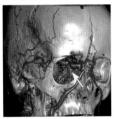

何本かの動脈が静脈のある1カ所（黄色矢印）に集まり、下に向かって太い静脈洞に流れている。

AVM（137ページ参照）と混同しないこと。AVMにはナイダスがあるけれど、dAVFにはない。AVMは脳の内部にできるが、dAVFは硬膜にできる

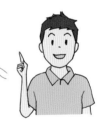

Pick up 2 無症状もあるが、耳鳴り、痙攣発作、眼球突出などが現われることも

無症状のことが多い半面、シャントのある部位によって、**耳鳴り、痙攣発作、眼球突出**などが起こることがあります。また、血圧の高い血流が動脈から静脈へ直接流れるために、静脈の血圧が上がって脳静脈に血液が逆流します。そのため、心臓から脳に供給された血液がうまく静脈へ流れず、脳循環障害を起こし、**脳出血、脳梗塞、痙攣発作**が見られることもあります。脳梗塞や脳出血による**脳局所症状（運動麻痺、失語など）**にも注意が必要です。

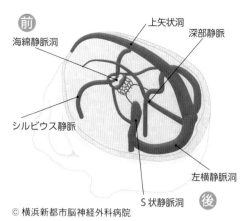

前
海綿静脈洞
上矢状洞
深部静脈
シルビウス静脈
左横静脈洞
S状静脈洞
後

© 横浜新都市脳神経外科病院

治療の適応となる症状		
好発部位	海綿静脈洞	目の充血、眼球突出、視力障害、物が二重に見える、まぶたが下がる
	横-S状静脈洞	ザーザーという非常に強い耳鳴り
その他		静脈への短絡血液の流入、頭蓋内出血、脳梗塞、痙攣発作

Pick up 3 血管内治療が主流。カテーテル治療が困難なら開頭手術に

　主にMRI、血管撮影で診断します。自然に治癒することがあるため、無症状の場合は経過観察することもあります。一方、硬膜内の静脈に逆流がある場合や、治療による症状改善が明確な場合は、治療適応になります。大部分の頭蓋内の病変は、血管内治療が第一選択です。カテーテル治療が困難な部位に病変がある場合は、手術が検討されます。

血管内治療

　カテーテルを足の付け根からシャント近辺の血管に誘導し、コイル、液体塞栓物質、粒子塞栓物質などの塞栓物質を詰めてシャントの流れを止めます。1回で終わらないことが多いため、数回行うことがあります。次の2つの方法を覚えておきましょう。

TAE(trans-arterial embolization)〜経動脈的塞栓術

動脈側からカテーテルを進め、静脈洞に入っている動脈を閉塞する方法です。すべての動脈を塞栓するのは困難なため、完治させることはむずかしい、補助的な治療です。

TVE(trans-venous embolization)〜経静脈的塞栓術

静脈側からカテーテルを進め、硬膜内の静脈洞にコイルを中心に詰める方法です。シャントを介して動脈血が流入できなくなるので、完治が期待できます。

開頭手術

全身麻酔下で頭蓋骨を開け、硬膜動静脈瘻に到達し、シャント部分をクリップで止めたり焼き切ったりして、異常な血管の流れを止めます。目的は、動脈から静脈へのシャントを離断して、静脈圧を下げることにあります。手術を実施すれば、完治が期待できます。

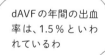

dAVFの年間の出血率は、1.5％といわれているわ

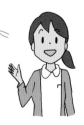

▶頸動脈狭窄症

Pick up 1 頸動脈の分岐部にできるプラーク（粥腫）が脳梗塞の大きな原因に

頸動脈は大脳に血液を送る役割があり、動脈の中で最も重要とされる左右2本の太い血管です。頸動脈狭窄症は、頸動脈分岐部の血管壁にコレステロールが沈着し、プラークが形成されて狭窄が起こる疾患です。

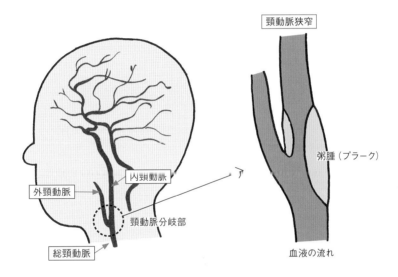

頸動脈狭窄

外頸動脈
内頸動脈
頸動脈分岐部
総頸動脈

粥腫（プラーク）

血液の流れ

| 3D-CTA | MRA(Black Blood法〜BB法) | 頸部エコー |

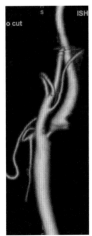

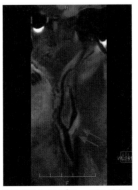

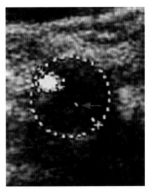

3D-CTA の目的は、狭窄度の評価とともに、石灰化（矢印）の評価が重要。

脆弱なソフトプラークほど白く写る（矢印）。

頸動脈断面の画像。脆弱なソフトプラークほど黒く写る（矢印）。黄色い範囲が血流部分。

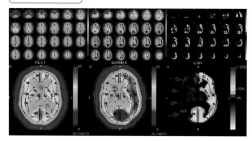

SPECT

頸動脈狭窄による脳血流減少を評価する。
低下例は、術後の「過還流症候群」のリスクが大きい。
左写真では、右大脳が広範囲に血流低下（矢印）してい
るのが分かる。

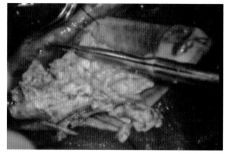

実際のプラーク（CEA）

脆弱プラークの量が多い症例の場合は、CEAを選
択することが多い。

Pick up 2　生活習慣病、喫煙、飲酒など生活習慣が大きく影響する

　生活習慣病（高血圧、高脂血症、糖尿病）、喫煙、大量飲酒、不規則な生活、ストレス、食生活の乱れなどによる動脈硬化が、頸動脈狭窄症と大きく関係しています。食生活の欧米化や忙しいストレス社会などが影響して、頸動脈狭窄症は近年増加しています。

Pick up 3　頸動脈狭窄症が脳梗塞を引き起こすのは2パターンある

　頸動脈狭窄症による脳梗塞の原因は、2つのパターンがあります。1の塞栓による梗塞の割合が多いです（141ページ参照）。
　1.狭窄部の血流停滞によって生じた血栓やプラークの破片が、脳に流れて脳血管が詰まる。
　2.狭窄部で血流が停滞して、脳血管への血流が不足する。

Pick up 4　代表的な症状は、一過性脳虚血発作（TIA）、一過性黒内障、麻痺、感覚障害、失語、構音障害

　TIAや軽症で、頸動脈狭窄症が見つかることが多いです。完全に閉塞することで、急激に症状増悪のリスクがあるため、症状が軽度でも厳密な早期内科的治療と注意深い観察が必要です。

1.一過性脳虚血発作(TIA)

発症して短時間で片麻痺などの神経症状が消失するため、見過ごされやすく注意が必要。

2.一過性黒内障

網膜の血管に血栓が飛んで閉塞することで起きる、一過性の視力障害です。突然、片目の視野が、真っ暗になります。通常、数分間で消失します。

3.麻痺、感覚障害

手足のしびれ、動きにくいといった症状が、狭窄血管の反対側に出現します。

4.構音障害、失語症

呂律が回りにくくなります。または、言葉が出ない症状が、優位半球の頸動脈狭窄で出現します。

Pick up 5 治療法は、抗血小板療法、CEA(頸動脈内膜剥離術)、CAS(頸動脈ステント留置術)

頸動脈狭窄症の治療法は、「内科的管理」と「外科的手術」の2種類に大きく分かれます。狭窄の程度が強い場合は、脳梗塞を予防するために外科的手術が必要です。

内科的管理：動脈硬化危険因子（高血圧、高脂血症、糖尿病）の管理をしながら、抗血小板療法を徹底します。

外科的手術：症候性は50％以上、無症候性は80％以上が適応。CEA(頸動脈内膜剥離術)とCAS(頸動脈ステント留置術)があります。

CEA(頸動脈内膜剥離術)

頸部のシワに沿って皮膚を切開し、総頸動脈から、内頸動脈、外頸動脈を露出させます。一時的に血流を遮断し、内腔のプラークを切除します。全身麻酔で行います。

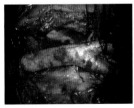
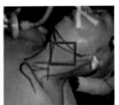
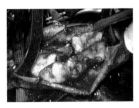

脆弱なプラークが多く、若年者の場合が多い。

CAS(頸動脈ステント留置術)

大腿部または上腕部より血管内にカテーテルを入れ、頸動脈の中にステントを留置することで、プラークのある狭窄部位を押し広げます。局所麻酔で行います。

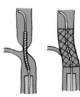

侵襲性が小さいため、近年は頸動脈狭窄手術の多くがCASで行われる。

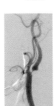
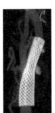
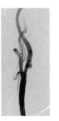

▶ 脳動脈解離

Pick up 1 脳動脈の血管壁が損傷し、偽腔（壁内血腫）が生じた状態

　脳の血管は3層構造をしており、内膜、中膜、外膜に分けられます。脳動脈解離は、脳血管の血管壁が何らかの原因で損傷し、血管壁に血液が流れ込んで内膜と外膜がはがれ、偽腔が生じた状態です。脳動脈の中でも椎骨動脈に最も多く、まれに内頸動脈や前大脳動脈にも起こります。虚血型（脳梗塞）と、出血型（くも膜下出血）があります。

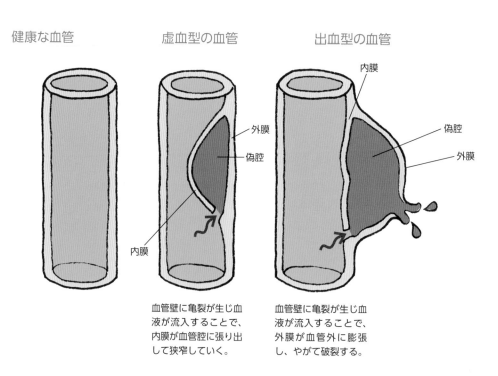

健康な血管　　　　虚血型の血管　　　　出血型の血管

外膜
偽腔
内膜

内膜
偽腔
外膜

血管壁に亀裂が生じ血液が流入することで、内膜が血管腔に張り出して狭窄していく。

血管壁に亀裂が生じ血液が流入することで、外膜が血管外に膨張し、やがて破裂する。

虚血型（脳梗塞）

　動脈壁のはがれた部分（内膜と外膜の隙間）に血液が流れ込み、内膜が真腔（本来の血液の通り道）に偏位した状態です。そのまま血管が詰まると脳梗塞になります。次の2つのパターンがあります。
- 内膜が真腔に張り出した真腔の閉塞
- 偽腔や真腔にできた血栓が遠位部に流れて起こる血管の閉塞

出血型（くも膜下出血）

偽腔に血液が流れ込み、外膜が膨らんで瘤を形成します。瘤が破裂して出血すると、くも膜下出血になります。

原因

スポーツや交通事故などによる外傷、高血圧、喫煙といった動脈硬化の危険因子を有する場合がありますが、これらの危険因子が見られない特発性も多いです。特発性は、若年層に比較的多く、男性に目立ちます。

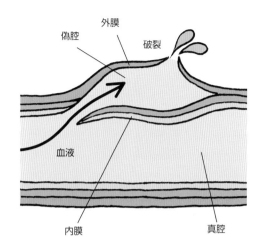

虚血型と出血型の血管

外膜
偽腔
破裂
血液
内膜
真腔

Pick up 2 特徴的な症状は、突然の激しい頭痛、頸部痛

血管が裂けていくときの痛みが、数日間続くことが特徴です。具体的には、突然の激しい頭痛や頸部痛です。

虚血型：痛みが先行して、数日以内に虚血による症状（一過性脳虚血発作、脳梗塞の症状）が出現することが多いです。

出血型：くも膜下出血で発症することが多いです。

Pick up 3 検査は、頸部血管まで含めたMRI、MRA、3D-CTA、脳血管撮影検査

検査法として、頸部血管まで含めたMRI、MRAが最も有効です。その他、3D-CTA、脳血管撮影検査も行います。偽腔の存在、血管狭窄、血管拡張などを確定し、早急な治療を開始します。画像所見で特徴的なのは、拡張した部分と狭窄した部分が連続している「pearl & string sign」や、血管全体が拡張している「fusiform sign」です。

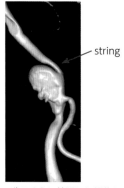

pearl & string sign

string

血管が真珠（pearl）のように拡張した部分と、糸（string）のように細くなった部分（矢印）が連続している血管解離。

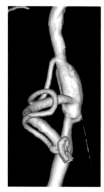

fusiform sign

血管が紡錘状（fusiform）に拡張している血管解離。

Pick up 4 虚血型では降圧治療と安静、出血型では手術に

　脳動脈解離には、保存的治療と外科的治療があります。多くの場合、降圧治療により血圧を安定させながら安静を保ち、血管の壁の裂けた部分が自然に修復されるのを待ちます。解離が進行すれば、外科的治療として手術を視野に入れます。

保存的治療：降圧治療と安静です。虚血症状がある場合は、点滴や内服の抗血栓療法が主体となります。
外科的治療：血管内手術（ステント、コイル）と開頭手術（トラッピング）があります。発症型の脳動脈解離は、発症早期（通常数日内）に動脈の形態変化が多く見られます。保存的治療中に解離が進行した、瘤状変化がある、虚血発作を繰り返すといった場合は、外科的治療の適応となります。

Pick up 5 看護ケアは、脳梗塞やくも膜下出血の症状の有無をよく観察して

　入院後は、ベッド上で安静にします。バイタルチェックを行うほか、解離が進行していないか、厳重な経過観察を忘れないでください。合併症である脳梗塞やくも膜下出血に対する症状の有無を、よく観察することがポイントです。症状が頭痛だけなら、保存的治療により自然治癒する場合があります。頭痛以外に痛みを伴う場合は疼痛コントロールを行い、血圧に影響がないように調整していきます。

▶急性硬膜下血腫（ASDH）

Pick up 1　頭部外傷が原因で、硬膜と脳の間にできた血の塊

　硬膜は頭蓋骨のすぐ内側にあり、頭蓋内で脳を覆う強い膜です。頭部外傷などにより大脳表面の血管に損傷が生じ、硬膜とくも膜の間（硬膜下腔）に出血が起きて、血腫ができた状態が急性硬膜下血腫（ASDH）です。血腫は脳を圧迫するので、早急な対応が求められます。

● 受傷原因は、転落、交通外傷、殴打、スポーツでのケガなどが多いです。高齢者によく見られますが、近年では虐待による小児の急性硬膜下血腫が指摘されるようになりました。

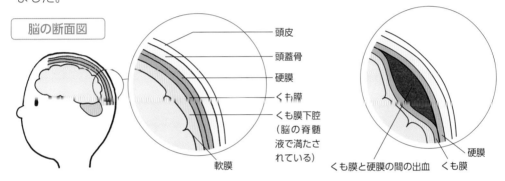

脳の断面図

頭皮
頭蓋骨
硬膜
くも膜
くも膜下腔
（脳の脊髄液で満たされている）
軟膜

硬膜
くも膜と硬膜の間の出血　くも膜

Pick up 2　受傷直後から意識障害が生じる

　強い外傷で起こることが多いため、脳に激しい損傷を受け、受傷直後から意識障害が生じます。（2割くらいは意識清明期〜lucid intervalがあって、急激に増悪します）。血腫の量が増えると頭蓋内圧が上がり、頭痛や嘔吐が見られます。重症の場合は意識障害が次第に悪化し、昏睡レベルに達することもあります。急激な脳腫脹（のうしゅちょう）で、脳ヘルニア症状（除脳硬直、瞳孔不同、呼吸障害）が見られたら、緊急に対応しなければいけません。

合併症

　受傷側と反対側に、血腫とともによく見られるのが脳挫傷です。外傷の衝撃で脳が揺れて、反対側の骨にも衝突することが原因です。**対側損傷（contra-coup injury）**といわれ、外傷性頭蓋内血腫の約40％が該当します。血腫増大とともに急激に意識レベルが低下し、予後は極めて不良です。

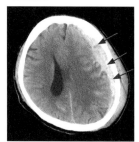
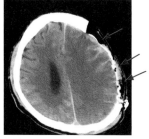

術前：三日月型の血腫が認められる（矢印）。

術後：血腫除去と骨を取り外した（外減圧・矢印）。

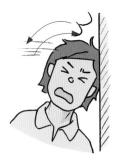

Pick up 3 開頭手術で、血腫除去や減圧、止血を行う

軽症例を除き、減圧を目的とした緊急開頭手術を実施します。開頭して硬膜を切開し、血腫除去や止血を行います。脳挫傷を合併していることが多いので、手術後も強い脳浮腫を生じることがあります。そのため、頭蓋内圧の減圧調整をする目的で、硬膜をゆるく縫合し、骨を除去したまま（外減圧したまま）手術を終える（開頭外減圧術）ことがよくあります。

早期に手術をしても、脳挫傷、脳浮腫が著明であることが多く、死亡率は40〜60％と高率だ

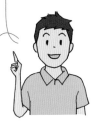

術後看護

頭蓋骨のない**外減圧部位が、再腫脹していないかを確認**します。また、**外減圧部位を圧迫しないように体位変換時にも注意**が必要です。外減圧部位を下にせず、臥位または、減圧していない部分を下に体位変換します。同じ体位をとり続けると、褥瘡を生じることがあるので避けましょう。

脳ヘルニアが亢進すると、**血圧低下、自発呼吸の停止、対光反射の消失、両側瞳孔散大**が現われます。手術によって、症状が現われていないか、もしくは改善されているかを確認します。

脳浮腫が軽減されると、外減圧部位から突出していた脳実質が頭蓋骨内におさまります。脳ヘルニアの症状が改善されているか、**バイタルサインや意識状態の評価**をします。

硬膜をタイトに縫合しないため、髄液漏が起きやすい傾向があります。感染のリスクが高くなるため、**髄液漏の有無**をよく観察してください。

重度の意識障害の場合、**誤嚥性肺炎**のリスクが高いので、食事姿勢の配慮や口腔ケアを十分に行うなど慎重に対応しましょう。

▶急性硬膜外血腫（AEDH）

Pick up 1 頭蓋骨と硬膜の間にできた血の塊

　主として頭部外傷により発生します。骨折線の直下の硬膜血管（中硬膜動脈や静脈洞）の損傷により、頭蓋骨内面に密着した硬膜と、頭蓋骨内面との間に生じる血腫です。外傷性頭蓋内血腫の約20％を占めています。脳実質まで損傷が広がることは少ないです。

● 多くは、衝撃を受けた側（直撃損傷）に頭蓋骨骨折を伴っています。出血源の大部分は、損傷された硬膜の動脈（中硬膜動脈）ですが、ときには骨折部の骨からの出血もあります。

脳の断面図

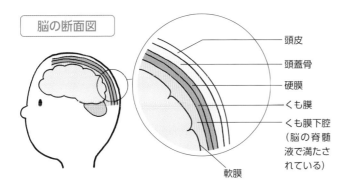
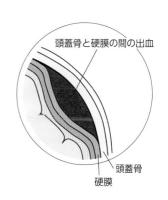

Pick up 2 CTでは、凸レンズ型の高吸収域が見られる

　CTが第一選択であり必須の検査です。頭蓋骨内の受傷部位に、一致した**凸レンズ型**の高吸収域（白く写る）が見られることが特徴です。多くは骨折を伴うので、見逃さないようにしてください。

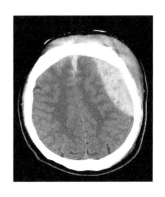

疾患名	CT
急性硬膜下血腫	三日月型の高吸収域
急性硬膜外血腫	凸レンズ型の高吸収域

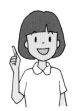

硬膜下血腫と画像所見が違うのはなぜですか？

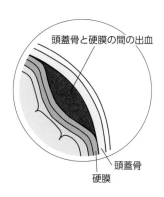

頭蓋骨と硬膜の間の出血

頭蓋骨

硬膜

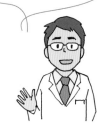

硬膜は骨と非常に強く密着していて、その隙間に出血しても簡単に骨からはがれない。だから硬膜下血腫のように広がらず、部分的に出血するんだ

Pick up 3 受傷直後は意識清明。数時間後には意識レベルが低下することも

　受傷直後に、数時間程度の意識清明期（lucid interval）があることが典型例です。「意識が清明＝症状が軽い」ということではなく、数時間経過したのち、急激な意識レベルの低下になることが少なくありません。また、血腫が増大して頭蓋内圧が亢進すると、頭痛・嘔吐、麻痺、痙攣などが現われます。さらに悪化すると脳ヘルニアの症状として、瞳孔不同、対光反射の消失も見られます。

Pick up 4 減圧を目的とした緊急開頭手術が多い

　急性硬膜外血腫を呈し、脳ヘルニアが進行すると命の危機となるため、減圧を目的とした緊急の開頭血腫除去術が行われます。手術後は、ICUやリカバリールームなどで術後管理を行います。

内科治療

　頭蓋内圧亢進症状がなく意識障害も認められない、意識障害があっても脳腫脹が軽度といった場合、血圧コントロールや止血薬で対処します。血圧が高いと再出血のリスクが高くなるので、注意が必要です。

外科治療

　減圧を目的とした緊急開頭手術です。血腫除去や止血術を行います。

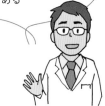

治療を早期に実施できれば、予後は良好です。ただし、硬膜下血腫を合併している場合は、脳ヘルニアが進行し予後不良となる場合もある

▶慢性硬膜下血腫 （CSDH）

Pick up 1 2週間〜2カ月くらいかけて、ゆっくりと血腫が形成される

　脳を包む硬膜とくも膜の間（くも膜下腔）に少しずつ血液が溜まり、受傷後2週間〜2カ月くらいの期間をかけて、ゆっくりと血腫が形成された状態です。軽度外傷で破綻した脳表の微小血管が微出血を繰り返し、徐々に血腫が増大するために起こります。

● アルコール多飲者、高齢者、抗凝固薬を服用している人に多い傾向があります。

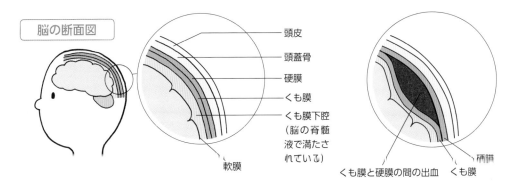

脳の断面図

頭皮
頭蓋骨
硬膜
くも膜
くも膜下腔（脳の脊髄液で満たされている）
軟膜

くも膜と硬膜の間の出血　硬膜　くも膜

Pick up 2 軽度記銘力障害、歩行障害、失禁などで発症する

　急性硬膜下血腫のように、急激に症状が悪化することはありません。**頭痛、言葉が出ない、片麻痺、なんとなく元気が出ない、軽度の記銘力低下（新しいことを覚えられない）、立てない、歩けない、失禁**といった症状で、気づくことが多いです。高齢者では、**認知症症状**が前面に現われることがありますが、治療すれば改善します。

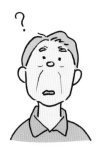

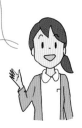

話がかみ合わない、性格が変わった、元気がなくなったなどの精神症状で、家族が気づくことも多いわ

CTでは、三日月型の低～高吸収域を認める

　頭部外傷直後の画像検査では、出血所見は認められません。数週間～数カ月後に、症状が出現した段階で行うCTやMRI検査が有効です。CTでは三日月型の低～高吸収域が、MRIではT1・T2強調画像ともに高信号（白く写る）となります。

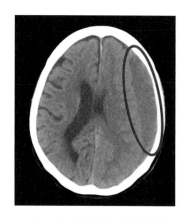

覚えておこう！

急性硬膜下血腫に比べて、血腫量が多く、midline shift（脳の正中偏位）が大きいことが多いです。

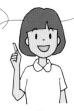
急性硬膜下血腫と比べて血腫量が多いのに、なぜ症状が軽度なんですか？

くも膜と硬膜の間の出血

外膜

内膜

血腫の外膜・内膜が形成される。血管に富む外膜より繰り返し出血し、血腫が増大する。

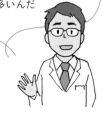
急性硬膜下血腫は、短時間で出血が増えるため圧迫される脳のダメージが大きく、症状が急速に悪化します。慢性硬膜下血腫はゆるやかに脳が圧迫されるため、症状は軽度であることが多いんだ

穿頭洗浄術を行い、術後にドレーンを留置することも

　局所麻酔下に穿頭洗浄術（せんとうせんじょうじゅつ）（192ページ参照）を行い、洗浄、血腫除去を行います。血液の再貯留を防ぐため、術後にドレーンを留置することもあります。血腫を除去すれば、予後は良好です。急性硬膜下血腫のように、時間を争う緊急手術は通常行いません。

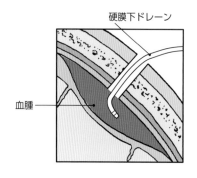
硬膜下ドレーン

血腫

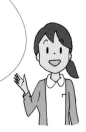
慢性硬膜下血腫の術後再発率は3～20％。高齢者は、転倒による頭部打撲で再発のリスクが高いから、退院時には本人や家族に注意喚起しておきましょう

▶脳挫傷

Pick up 1 頭部外傷で生じた、脳の挫滅、出血、打撲、浮腫

　転落や交通事故などによる頭部外傷が原因で脳実質に生じた、挫滅や出血、打撲、浮腫のことです。直撃損傷だけでなく、対側損傷（Contra-coup injury）も見られることがあります。外傷性くも膜下出血や脳室内出血を合併することもあるので、よく確認しましょう。

脳挫傷の好発部位

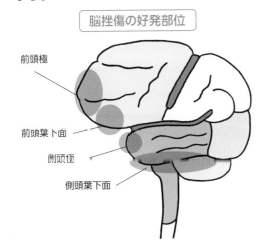

前頭極
前頭葉下面
側頭極
側頭葉下面

対側損傷（Contra-coup injury）

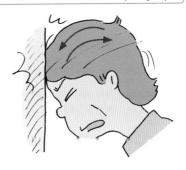

前方に衝突した脳は、その勢いで後方にもぶつかるため、受傷した部位と反対側の脳も損傷します。

Pick up 2 意識障害、頭痛、麻痺、てんかんなど、出血や脳腫脹の程度で違う

　出血の程度や脳腫脹の程度で、さまざまな症状が現われます。搬送時の出血や損傷範囲が微小であっても、時間経過とともに出血部位が拡大するリスクがあります。急性期は経時的に頭部ＣＴを実施しながら、意識状態の変化にも注意しましょう。

● 意識障害、頭痛、嘔吐（頭蓋内圧亢進症状）
● 麻痺、失語（局所症状）
● てんかん

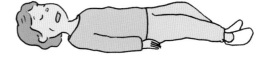

CT検査では、低吸収域と高吸収域が混在する

主にCTで検査を行います。浮腫を示す低吸収域の中に、小出血を示す斑点状の高吸収域が混在して写ることが特徴です。また、血腫周囲に低吸収域を認めます。

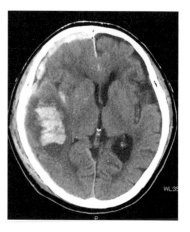

右側頭部に高吸収域（出血）と低吸収域（浮腫）の混在を認める。

保存的治療もしくは開頭術を選択する

脳へのダメージの程度により、保存的治療か外科的治療（開頭術）を選択します。脳挫傷自体は一次性脳損傷であり、損傷した脳実質の修復は不可能です。そのため、治療は原則的に保存的治療です。ただし、出血拡大や脳浮腫の進行により意識状態の悪化があれば、外科的治療となります。

▶ 保存的治療

脳浮腫や頭蓋内圧進行などがない場合は、止血剤投与やフォロー検査のもと、経過観察となります。二次性脳損傷により、頭蓋内圧亢進などを生じれば、浸透圧性利尿薬の投与などが行われることもあります。症状が軽度でも、てんかんに注意しましょう。

▶ 外科的治療

出血拡大や脳浮腫の増悪により意識状態の悪化があれば、血腫除去術や外減圧術の対象となります。

▶外傷性くも膜下出血

Pick up 1 頭部外傷が原因で、くも膜下腔に出血が起こる

　脳溝表面の血管が損傷することで、脳を包む3層の髄膜のうち、硬膜の内側にあるくも膜と脳の間に出血した状態です。一般に、「くも膜下出血」といえば脳動脈瘤の破裂が原因ですが、外部から受けた損傷が原因の場合を「外傷性くも膜下出血」といいます。スポーツ中のケガ、交通事故、高所からの転落などによる頭部外傷が原因で起こります。多くは、硬膜下血腫や脳挫傷を合併しています。

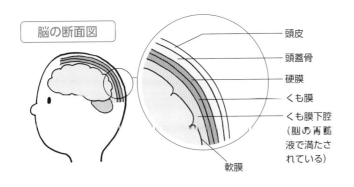

脳の断面図

頭皮
頭蓋骨
硬膜
くも膜
くも膜下腔
（脳脊髄液で満たされている）
軟膜

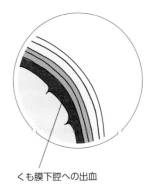

くも膜下腔への出血

症状

　外傷性くも膜下出血単独の場合は、一般的に軽症で無症状が多いです。ただし、脳挫傷などを合併していると、意識障害、手足の麻痺や感覚障害、言語障害などが現われることがあります。

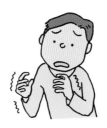

Pick up 2 CT検査では、脳溝に軽度の出血が認められる

　ＣＴによる検査では、脳表に軽度の出血をきたすことが多いです。脳動脈瘤破裂による一般的なくも膜下出血は、脳底槽に厚い血腫を形成しているので、違いは明らかです。骨折や脳挫傷の有無なども詳しく調べます。

外傷性くも膜下出血 CT	脳動脈瘤破裂のくも膜下出血 CT

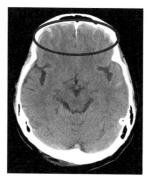 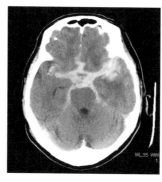

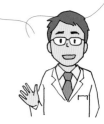

まれに、外傷性くも膜下出血も脳底槽に生じることがあります。この場合、3D-CTA などで脳動脈瘤破裂の可能性を必ず確認しなければいけません

外傷性くも膜下出血は、脳動脈瘤破裂のくも膜下出血と比べて、血腫が脳表に局所的で出血量も少量であることが多い。

Pick up 3 保存的治療で経過観察に。手術は実施しない

　脳動脈瘤の存在が否定できたら、原則は保存的治療で経過観察をします。出血は自然に体内へ吸収されるため、手術は行いません。治療後の予後は良好です。

具体的な保存的治療

　出血の拡大や頭蓋内亢進による状態変化に対応できるように、リカバリールームなどで経過観察となります。フォローのCT検査で出血の拡大や症状の変化がなければ、入院翌日に退院することも可能です。

看護のポイント

❶ 搬送初期は画像上で異常が認められなくても、時間の経過とともに脳挫傷に悪化することがあります。経過観察の入院でも、意識状態の変化に細心の注意を払ってください。

❷ 頭蓋内に出血所見が見られる場合は、ドクターが指示する血圧でコントロールできるように、降圧剤などを使用します。バイタルサインの経時的な観察も必要です。

❸ 多くのケースで突発的な受傷となるため、患者さんだけでなく、家族への精神的フォローも重要です。家族へ十分な説明を行い、手術の意思決定支援などを丁寧に行います。

▶ 脳腫瘍

Pick up 1 脳腫瘍には、悪性腫瘍と良性腫瘍がある

　脳腫瘍とは、脳組織、脳神経、くも膜、硬膜など、頭蓋内にできるすべての腫瘍です。頭蓋内で生じた**原発性脳腫瘍**と、体の他の部位のがんから転移した**転移性脳腫瘍**とに大別できます。**原発性脳腫瘍**は、さらに**悪性腫瘍**と**良性腫瘍**に分かれます。

悪性腫瘍と良性腫瘍の違い

　悪性腫瘍は脳実質内で浸潤して広がっていくのに対し、良性腫瘍は脳実質外の硬膜や神経から発生して脳実質を圧迫します。次のような特徴の違いを覚えておきましょう。

悪性腫瘍（30〜40％）	良性腫瘍（60〜70％）
1. 脳実質内に生じる	1. 脳実質外に生じる
2. 成長が早い	2. 他の部位に転移することがない
3. 周囲の脳との境界がはっきりしない	3. 成長が非常に遅い
4. 根治がむずかしく、再発しやすい	4. 周囲との境界がはっきりしている
	5. 手術で全摘出できれば、完治が可能

脳腫瘍を細かく分類すると100種類以上あるの。発生する部位によって、悪性と良性に分かれるわ

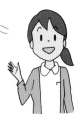

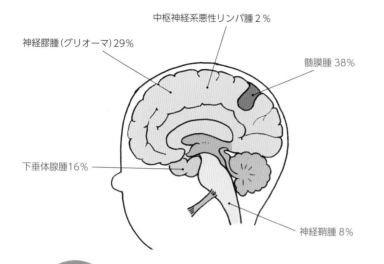

中枢神経系悪性リンパ腫 2 ％

神経膠腫（グリオーマ）29％

髄膜腫 38％

下垂体腺腫16％

神経鞘腫 8 ％

悪性腫瘍は、脳腫瘍の約30〜40％程度を占めます。代表的なのは、神経膠腫（グリオーマ）、転移性脳腫瘍、悪性リンパ腫です。良性腫瘍は、脳腫瘍の約60〜70％程度を占めています。代表的なのは、髄膜腫、神経鞘腫、下垂体腺腫です。

Pick up 2 悪性腫瘍には原発性と転移性がある

悪性腫瘍には、「原発性脳腫瘍」と、がんの転移による「転移性脳腫瘍」があります。いずれも成長が早く、サイズが小さくても周囲の脳浮腫が強い場合が多いです。境界が不明瞭であるため、手術だけでは摘出しきれない場合がほとんどです。

転移性脳腫瘍 (MRI)

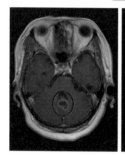
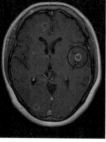
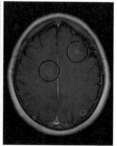

多発性に認められることが多い（赤囲み）。場所や大きさ、単発か多発かを把握すると、神経症状の予想が立てられる。

神経膠芽腫 (MRI)

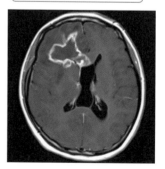

まだら上に造影される。辺縁が明確でないのが分かる。

症状

　悪性腫瘍が発生する場所により、次のような症状が現われます。進行が早いため、サイズが小さくても、周囲の浮腫が大きく症状が出現しやすいです。

- 頭痛、嘔気（頭蓋内圧亢進症状）
- 麻痺、失語、視野障害、認知（脳局所症状）
- てんかん

など

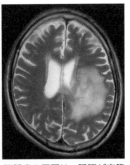

脳腫瘍の周囲は、腫脹が広範囲に及んでいる。

治療

　良性腫瘍と違い、ほとんどの場合で次の**3つの治療を混合して**行います。

1. 摘出術（年齢、発生部位、大きさ、全身状態など考慮し決定する）
2. 放射線治療
3. 化学療法

Pick up
3

良性腫瘍は転移がなく、増大がゆっくり

　良性腫瘍は、脳実質外の硬膜（髄膜腫）、脳神経（神経鞘腫）、下垂体（下垂体腺腫）から発生します。発育速度が遅く、スローモーションで徐々に周囲を圧迫しているようなものなので、症状が出現したときには、サイズが大きくなっている場合が多いです。境界は明瞭であり、摘出術のみで根治を得られることが多くあります。

髄膜腫

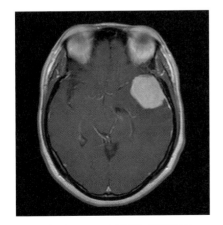

境界が明瞭であることが特徴。脳実質外から脳実質を圧迫しているのがわかる。

聴神経腫瘍

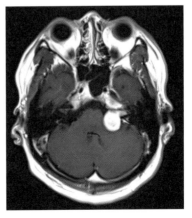

聴神経から発生して、小脳と脳幹を圧排する。

良性腫瘍が発生する場所により、次のような症状が現われます。徐々に脳を圧迫するため、症状が現われたときは大きくなっていることが多いです。

- 頭痛、嘔気（頭蓋内圧亢進症状）
- てんかん
- 麻痺、失語、視野障害、認知（脳圧迫による局所症状）など
- 脳神経症状（顔面麻痺、聴力障害など）

治療

基本的には、摘出術を実施します。必要であれば、摘出術前に腫瘍栄養血管に対して血管塞栓術（エンボリ）を行います。悪性度が高い場合や手術が困難な場合は、部分摘出後に放射線治療を検討します。

Pick up 4 下垂体腺腫には「ホルモン分泌性」と「非ホルモン分泌性」がある

さまざまな種類のホルモンを分泌する脳下垂体の腫瘍は、数種類あります。下垂体腫瘍のほとんどは、腺腫（アデノーマ）と呼ばれる下垂体から発生する良性腫瘍であり、トルコ鞍内で発生します。これを下垂体腺腫と呼び、良性腫瘍の代表的な疾患です。

下垂体腺腫は、大きくなると上方に位置する視神経中心部を圧迫するため、両耳側半盲が出現することが多いです。それ自体がホルモンを分泌する**機能性腫瘍**と、分泌しない**非機能性腫瘍**に分けられます。

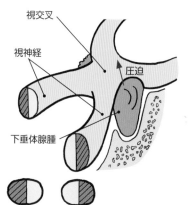

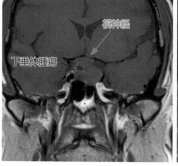

脳の正面図。下垂体腫瘍（赤色）が視神経（緑色）の中央部を上方に圧排している。

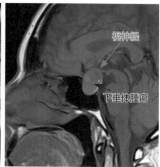

脳の側面図。下垂体腫瘍が視神経を上方に圧排している。

症状

腫瘍の上方への拡大で視神経の視交叉を上方に圧排し、視野障害をきたすことがあります。機能性腫瘍はホルモン分泌過多になっていることが多く、分泌過多になっているホルモンの種類と程度によって症状は異なります。

下垂体腺腫の分類	機能性下垂体腺腫の種類	具体的な症状
非機能性腫瘍～周囲の組織の圧迫による症状		視交叉圧迫（視野障害、視力低下）
機能性腫瘍～ホルモン過剰分泌による症状	成長ホルモン（GH）産生腫瘍	先端巨大症
	プロラクチン（PRL）産生腫瘍	乳汁漏出、無月経症候群
	副腎皮質刺激ホルモン（ACTH）産生腫瘍	クッシング病（満月様顔貌、中心性肥満）
	甲状腺刺激ホルモン（TSH）産生腫瘍	易疲労性、月経不順、多汗、動悸、下痢、体重減少、息切れなど

GH産生腫瘍の症状

❶顔貌変化（眉弓突出、頬骨突出、鼻唇肥大、下顎の発達）、❷手足の末端肥大、❸月経異常、❹発汗過多、❺代謝異常（高血圧、糖尿病、高脂血症）などがあります。

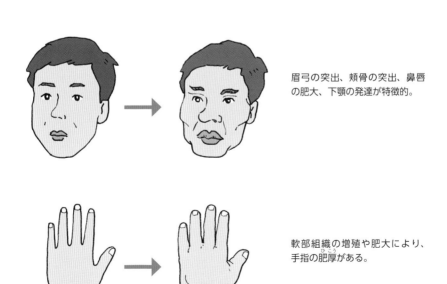

眉弓の突出、頬骨の突出、鼻唇の肥大、下顎の発達が特徴的。

軟部組織の増殖や肥大により、手指の肥厚がある。

　下垂体腺腫の診断は、MRIが最も有効です。特に造影剤を用いることで、腫瘍の伸展範囲や正常な脳との境界が明らかになります。冠状断像および矢状断像を使用します。

矢状断像

冠状断像

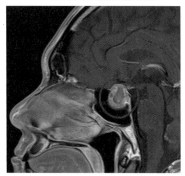
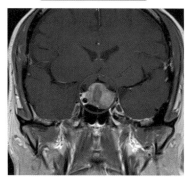

トルコ鞍から上方に伸展した腫瘍が、視神経を上方に圧排しているのが分かる。

内分泌的検査法

　ホルモンの検査法には、**腫瘍により過剰に分泌されたホルモンの評価**と、**腫瘍のために分泌低下状態にあるホルモンの評価**があります。術前後でホルモン検査（採血）を行い、ホルモン値を評価します。

ホルモンの正常値

ホルモン種類	正常値
成長ホルモン（GH）	2.1ng/ml　以下
プロラクチン（PRL）	男性 2.9〜12.9ng/ml 女性 2.7〜28.8ng/ml
副腎皮質刺激ホルモン（ACTH）	7.2〜63.3pg/ml
甲状腺刺激ホルモン（TSH）	0.500〜5.000μIU/ml

診断

　❶採血によるホルモン分泌異常所見、❷視野障害、ホルモン分泌異常症状、❸MRIによる下垂体腫瘍の所見から診断します。

❶**血中でのホルモンの過剰分泌**

❷**それに伴う臨床症状**

❸**MRI上での下垂体腺腫**

治療

　摘出術が原則です。Hardy手術と開頭手術の2種類があります。

● プロラクチン産生腫瘍ではカベルゴリン（カバサール）、成長ホルモン産生腫瘍ではオクトレオチド酢酸塩（サンドスタチン）による内科的治療をすることも考えます。

▶ Hardy手術（経蝶形骨洞到達法）
けいちょうけいこつどう

　鼻腔の内側壁を切開後、蝶形骨洞を経由してトルコ鞍底部にアプローチし、腫瘍を摘出する手術です。頭蓋骨に孔を開けない利点はあるものの、視野が深く狭いため、腫瘍の表面が見えないことで内減圧になることが多いです。

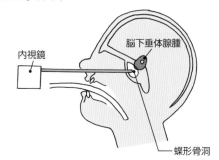

内視鏡

脳下垂体腺腫

蝶形骨洞

▶ 開頭手術

Hardy手術と比較して術野が広く、腫瘍の表面も見えます。ただし、アプローチの仕方によっては見えない部分があり、視神経を手術中に触ってしまうリスクがあります。

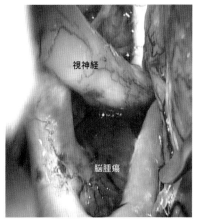

視神経

脳腫瘍

左シルビウス裂から下垂体腫瘍にアプローチした術中写真。腫瘍が視神経を下から圧排している。

手術の合併症・観察

▶ 尿崩症

抗利尿ホルモン（尿が大量に排泄されないように調整するホルモン）が出ないことで尿量が増える疾患で、手術で下垂体後葉を傷つけることが原因です。のどが渇いて、水を大量に飲むことがあります。

- 症状は、口渇・多飲・多尿。検査所見は、尿量3000ml/日以上、尿比重は1.005以下。
- 術後は「尿量インアウトバランス」と「尿比重」（可能なら「体重」）をチェックするとともに、採血データにて脱水の有無や尿浸透圧値を確認します。
- 治療は、抗利尿ホルモンの補充、水溶性ピトレッシンの投与、デスモプレッシン鼻腔内投与。数週間から3カ月くらいで治ることが多いです。

▶ 髄液鼻漏

鼻から手術して下垂体腺腫を摘出後、腫瘍周囲のくも膜が破れて脳脊髄液が鼻腔内に漏れ出る状態です。

- 手術後は、鼻をかむ、怒責をかけることは禁忌（3カ月程度）。
- 水様の鼻汁が出た場合は、ウロペーパーで糖が出ていないか確認します。糖が出た場合は髄液鼻漏を疑いドクターへ報告し、上体を少し上げる（セミファーラー）体位にして安静にします。
- 髄液鼻漏が止まらない場合は、スパイナルドレーンを挿入し、軽い陰圧をかけることで、髄液が鼻腔に流れないようにします。漏出部が1週間程度で閉鎖し、髄液鼻漏が止まることが多いです。
- 頭蓋内と頭蓋外が交通しているため、髄膜炎症状である熱発なども注意して観察します。

▶ 視神経損傷

下垂体腺腫の多くは、視神経交叉に接しています。そのため、腫瘍摘出時に視神経や視交叉を損傷して、視力が低下してしまうことがあります。

- 術後は、視野障害の有無、視力の変化などを観察します。

▶ 水頭症

Pick up
1
過剰な髄液が脳内に溜まった状態

　脳と脊髄の周囲を流れる脳脊髄液は、産生と吸収によってバランスが保たれており、髄液腔（脳を外表から取り囲む透明のくも膜と、脳実質の間にある空間）全体を満たしながら循環しています。このバランスが崩れ、髄液腔（特に脳室）に過剰な髄液が貯留した状態が水頭症です。

水頭症の分類

非交通性水頭症	交通性水頭症
脳室の経路で髄液の流れが悪く、画像に明らかな障害物や狭窄（閉塞）所見がある場合です。小児に発症することが多く、頭蓋内圧が高くなります。原因となる代表的な疾患は、脳室周囲の腫瘍、先天性奇形炎症性疾患、脳室内出血です。	くも膜下腔での髄液の停滞や産生、吸収に問題がある場合や、画像に問題がない場合です。成人や高齢者に多く、頭蓋内圧は正常範囲内にあります。原因となる代表的な疾患は、髄膜炎、くも膜下出血です。

非交通性水頭症　　交通性水頭症

①脈絡叢（みゃくらくそう）　　　①脈絡叢

↓　　　　　　　　↓

②脳室　　　　　　②脳室

↓　　　　　　　　↓

③くも膜下腔　　　③くも膜下腔

↓　　　　　　　　↓

④静脈洞　　　　　④静脈洞

②～③で閉塞

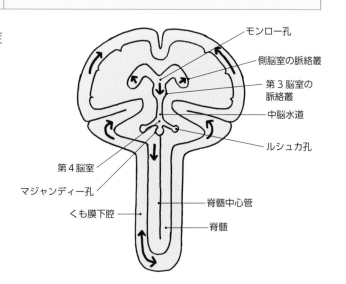

モンロー孔
側脳室の脈絡叢
第3脳室の脈絡叢
中脳水道
ルシュカ孔
第4脳室
マジャンディー孔
くも膜下腔
脊髄中心管
脊髄

Pick up
2
正常圧水頭症は、頭蓋内圧が正常範囲内の水頭症

交通性水頭症の中でも、頭蓋内圧が正常範囲内の水頭症を「正常圧水頭症」といいます。正常圧水頭症は、くも膜下腔で髄液通過障害が生じ、脳室が拡大します。しかし、頭蓋内圧は亢進せず正常範囲内にとどまり、ゆっくりと脳を圧迫する疾患です。「続発性正常圧水頭症」と「特発性正常圧水頭症」があります。

続発性正常圧水頭症	特発性正常圧水頭症
くも膜下出血、頭部外傷、髄膜炎など、原因がはっきりしている正常圧水頭症です。これらの疾患にかかってから数週間から数カ月後に好発します。	原因がはっきりしない正常圧水頭症です。脳卒中にかかったことがある60〜70歳代の高齢者に、多い傾向があります。

特徴的な3症状

①歩行障害（歩行困難）
小幅で足を引きずるように歩く、転びやすい、足が重く感じられる、階段使用が困難

②尿失禁（排尿のコントロールの障害）
頻繁または急に排尿したくなる、排尿を我慢できない

③軽い認知症（認識機能障害）
健忘症、短期記憶喪失、行動への関心の欠如、気分の変化

Pick up 3 特徴的な画像所見は、左右対称性の脳室拡大やシルビウス裂の拡大

水頭症の診断では、CTやMRI検査が有用です。左右対称性の脳室拡大やシルビウス裂の拡大が見られます。特発性正常圧水頭症の場合は、タップテスト（髄液排除試験）を行い、上記の3症状と合わせて診断します。

CT
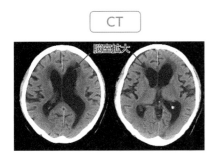

MRI
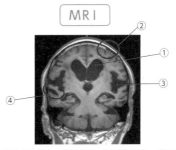

水頭症の特徴的な画像所見　①脳室拡大　②高位円蓋部の狭小化、脳溝の消失傾向　③シルビウス裂の拡大　④脳溝の局所的拡大

タップテスト（髄液排除試験）の流れ

タップテストは、認知機能や歩行状態の改善の程度を見て、シャント術を行うか否かを判断するテストです。①歩行・認知機能の評価、②腰椎穿刺で20〜30mlを髄液排出③髄液排出1〜2日後、歩行・認知機能を再評価→①②③を実施して症状改善を認める陽性所見がある場合は、シャント術を検討します。

シャント術は、脳室から他の体腔へ髄液を流す手術

　外科的治療として、シャント術が一般的です。髄液腔（脳室や脊髄腔）と頭蓋外の体腔を短絡管（カテーテル）でつなぎ、貯留した髄液を持続的に体腔へ流して水頭症を改善する方法です。**脳室-腹腔シャント（V-Pシャント）**、**脳室-心房シャント（V-Aシャント）**、**脊髄（腰椎）-腹腔シャント（L-Pシャント）** があります（194ページ参照）。

合併症

　シャント術の代表的な合併症は、感染、閉塞、オーバーシャンティング（流出過多）です。患者さんをよく観察し、初期症状を見逃さないようにしましょう。また、シャントシステムが不具合にならないように、管理することも大切です。シャントバルブは磁気によって圧が変換します。術後にMRIを行った場合は、MRI磁気によって圧が変換していないか、必ずバルブの圧をレントゲンXPで確認しましょう。

シャント感染

　シャントは生体にとって異物のため、創部感染を起こすリスクがあります。感染を起こすとシャントシステムは菌の温床となり、保存的治療では根治しない場合も。シャントを抜去しない限り、根治は望めません。そのため、感染兆候を早期に発見することは重要です。シャントシステム創部直上の発赤、疼痛、熱感の有無には十分に注意してください。

シャント閉塞

　シャントはすべて、閉塞のリスクがあります。ある程度の期間は定期的に頭部CTを施行して、脳室の大きさをチェックしてください。正常圧水頭症再発を疑う症状（歩行障害、尿失禁、認知機能低下）の出現の有無も、よく観察します。

オーバーシャンティング（流出過多）

　髄液が流れ過ぎている状態です。ただし、シャントバルブを専用の機械で高圧方向に変換することで、合併症が改善することがあります。オーバーシャンティングでは、以下の合併症に気をつけましょう。

①**スリット脳症**：脳室壁に脳室カテーテルが密着し、脳組織や脈絡叢を巻き込み、シャントが閉塞してしまいます。
②**頭蓋内低圧症**：髄液が流れ過ぎたため頭蓋内圧が低下し、硬膜下に髄液が貯留してしまいます。
③**硬膜下血腫**：髄液が流れ過ぎたため頭蓋内圧が低下すると、脳実質も一緒に萎縮します。すると、硬膜と脳表面を連絡する血管が切れて、硬膜下に出血することがあります。

脳神経手術の実際

脳神経外科は緊急手術が多く、損傷程度により重篤な後遺障害のリスクもあります。手術の基本的な知識を理解し、主要術式と看護のポイントを学びましょう。ナースは、患者さんの手術室入室から退出まで、身体的及び精神的ケアをメインに看護します。患者さん本人だけでなく、家族への精神的ケアも心がけてください。

緊急手術は、頭蓋骨を外す!?

脳外の手術、種類が多くて
むずかしいです

整理してみようか。

●緊急手術
・開頭クリッピング術、
血管コイル塞栓術
（くも膜下出血など）
（未破裂動脈瘤は、
予定手術の場合もある）
・血腫除去術、外減圧術
・穿頭洗浄術
（慢性硬膜下血腫）

●予定手術
・腫瘍摘出術（脳腫瘍）
・Hardy手術（下垂体腫瘍）
・PTA〜経皮的血管形成術（脳梗塞など）
・CAS〜ステント留置術（脳梗塞など）
・バイパス術（もやもや病）
・シャント術（水頭症）

くも膜下出血の場合、絶対に
再破裂しないように看護する
ことが必要だ

患者さんが搬送された
とき以上の状態で、
退院を目指しましょう

脳出血には、血腫除去術と
頭蓋骨を外す外減圧術が
あるのを知ってるかな？

頭蓋骨を外す!?

脳出血や脳梗塞で脳浮腫が強い
場合、これ以上脳のダメージを
与えない目的で行うんだ

頭蓋骨は、脳を守る
役目があるのに

その半面、スペースが限られて
いる。頭蓋骨を外すと、頭蓋内
圧を外に逃すことができる

骨を外した皮膚の下は、
すぐ脳があるんですか？

パカッ!!

皮膚の下に筋層、硬膜があって、
その下に脳があるの。頭蓋骨がないから
脳にダメージを与えないように
体位などを調整する看護が必要よ

皮膚
筋層
脳
硬膜

患者さんをよく観察
しながら、
丁寧にケアします！

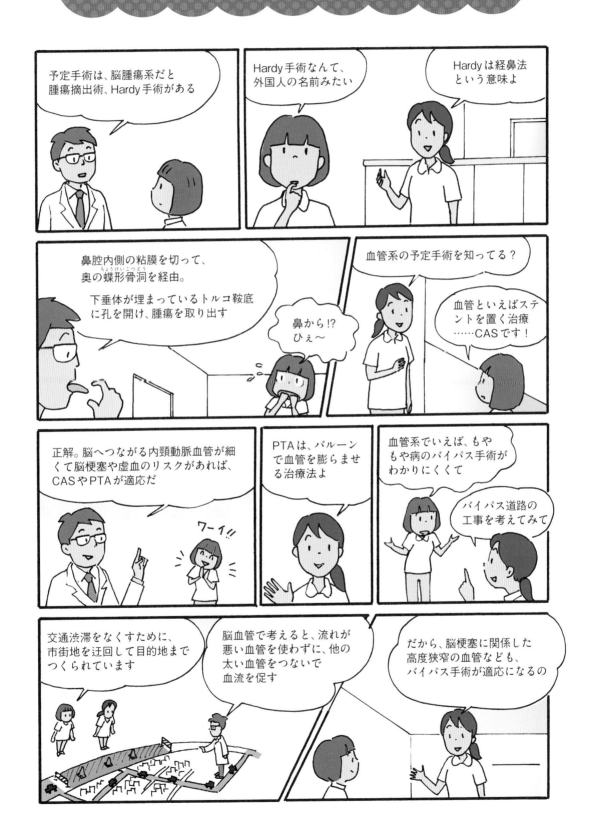

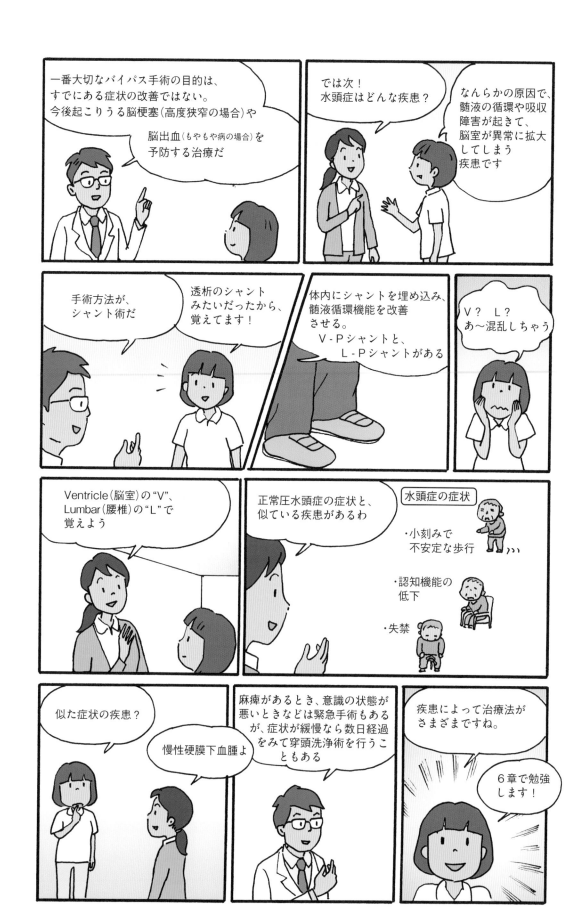

▶ 超急性期脳梗塞治療

▶ どんな治療？

　超急性期脳梗塞治療の最大の特徴は、通常の脳梗塞治療とは違い、時間が限られていることです。そのため、症状が出現した時間が重要なポイントになります。発症時間と症状によって、**血栓溶解療法**と**血栓回収療法**の両方もしくはどちらか一方の治療が行われます。

　脳梗塞になると、脳細胞は1分間に3万個死滅していくといわれています。**詰まった血管を1分1秒でも早く再開通して血流を再開させることで、患者さんの予後のADLが大きく左右します**。医療チームが一丸となり、いかに早く再開通させるかが肝心です。

血栓溶解療法（rt-PA療法）

　発症後**4.5時間以内**であれば、適応基準に沿ってrt-PA（一般名：アルテプラーゼ)の点滴投与を検討します。超急性期脳梗塞に対する第一選択の治療法です（105ページ参照）。

血栓回収療法

　発症後**24時間以内**まで有効です。血栓溶解療法で効果がない場合に検討します。

穿刺〜再開通時間によるmRS

早い開通
mRS0〜2

介助なしの生活が可能

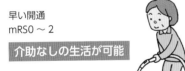

遅い開通
mRS5〜6

介助が必要な生活に

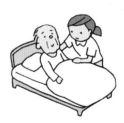

再開通時間が早いほど、患者さんの予後が良好に！

ペナンブラ

　脳梗塞によって脳の血流が低下し、脳細胞が機能しない状態になると症状が出現します。症状が見られるものの、脳細胞が壊死していない領域を「ペナンブラ」といいます。時間の経過ととも

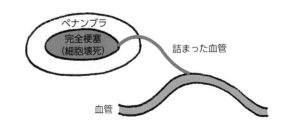

ペナンブラ
完全梗塞
（細胞壊死）
詰まった血管

血管

に、ペナンブラの領域も不可逆性の壊死となって脳梗塞が完成してしまいます。ただし、血栓溶解療法（rt-PA療法）や血栓回収療法によって脳細胞が壊死する前に再開通できれば、その脳細胞は生き返る可能性があります。

SCU（Stroke Care Unit）とは

　平成17年からrt－PA静注射療法が日本で認可され、近年では脳血管内治療による緊急血栓回収術による治療も活発となった。このような重要な脳卒中の初期治療を、効率的かつ効果的に行うために開設されたのがSCUである。

　SCUは脳卒中専門の集中治療室のことで、多職種からなる脳卒中専門チームがリハビリテーションを含む診断・治療を行う体制をとっている。**SCUでの入室日数は最大14日**となっている。

　脳卒中治療ガイドラインでは、SCUで治療することにより、死亡率の減少、在院期間の短縮、自宅退院率の増加、長期的な日常生活能力と生活の質の改善を図ることができると明記されている。

SCU施設基準（厚生労働省の認可基準）

1. 病院の治療室を単位として行うものであること。
2. 当該治療室の病床数は、30床以下であること。
3. 脳卒中ケアユニット入院医療管理を行うにつき必要な医師が常時配置されていること。
4. 当該治療室における看護師の数は、常時、当該治療室の入院患者の数が3またはその端数を増すごとに1以上であること。
5. 当該治療室において、常勤の理学療法士または作業療法士が1名以上配置されていること。
6. 脳梗塞、脳出血およびくも膜下出血の患者を概ね8割以上入院させる治療室であること。
7. 脳卒中ケアユニット入院医療管理を行うにつき十分な専用施設を有していること。

SCUの看護

ポイント

①急性期における確実な治療の提供及び異常の早期発見

　脳卒中の急性期は、疾患別でリスクの高い時期も様々であり、急激な症状変化を起こしやすい。そうした変化を予測し、迅速な対応するため脳卒中に関する知識と経験を備えた看護師が3対1の看護体制で勤務している。

　疾患や病態から考えられるリスクや観察ポイントなど、医師と共にカンファレンスで情報共有をはかり、確実な治療と異常の早期発見に努める必要がある。

②多職種連携

　SCUでは治療的要素が強い印象があるが、医師と看護師だけでなく様々な職種が入院初期から介入を行っていく必要がある。

　リハビリは早ければ入院当日から介入を行う。その他、入退院支援部門看護師、MSW（医療ソーシャルワーカー）、薬剤師、栄養士といった多くの職種が入院

早期から関わり、患者サポートを行う。

③家族のフォロー

　脳卒中はその名の通り、突然起こる疾患であり、身近な家族の短時間でのボディ変容や緊急手術、入院などの急激な環境変化に適応できない家族も多い。そうした家族への対応もSCU入院早期から行っていく必要がある。MSWなど多職種で協力しながらサポート行う必要がある。

血栓回収療法

- 直接、脚の付け根やひじからカテーテルを用いて脳の血管にアプローチし、血栓を取りにいく治療法です。
- ステントを用いて血栓を絡めとる方法と、カテーテルを用いて吸引する方法があります。
- 症例によっては24時間以内まで有効です。

ステントを広げて血栓を絡めとる

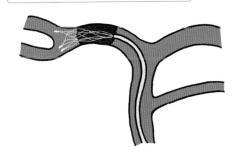
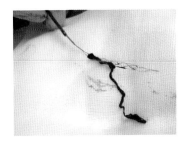

カテーテルで血栓を吸引する

血栓をカテーテル内に吸引する。

カテーテルごと抜いていく。

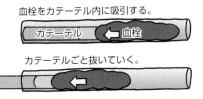
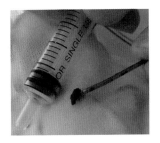

▶ 適応疾患

- 脳の主要血管が突然閉塞した脳梗塞
- ➡心原性塞栓症が多いものの、アテローム血栓性梗塞による急性閉塞にも行います。ラクナ梗塞は、責任血管が細すぎてカテーテルが入らないため点滴治療となり、血栓回収療法の対象とはなりません。

▶ 合併症

- 頭蓋内出血（出血性脳梗塞）
- 再梗塞（一度開通した部位が再度梗塞する)
- 脳浮腫

▶ 看護ケア

　rt-PA投与後や血栓回収後は、SCUでの管理となります。血圧と神経兆候の観察を継続し、厳密に管理することが必要です。意識が清明になった患者さんにとっては、短時間での観察を不愉快と感じる場合も少なくありません。「なぜ短時間で細かい観察が必要になるのか？」を、あらかじめ説明して看護することが大切です。

①血圧の管理

　梗塞巣が出現している場合、再開通後の血圧高値は、出血性梗塞のリスクを高めます。一方、すべて開通できなかった場合、血圧低値は、不開通領域においてペナンブラを梗塞へ誘導するリスクがあります。

　血圧の高値・低値ともにリスクがあるため、血圧上限は160-110mmHｇを目安にコントロールします。V/S測定は、投与開始〜１時間まで15分ごとに行います。

②神経学的所見の観察

　rt-PA投与後や血栓回収後は、次のような症状変化が考えられます。

- 症状が劇的に改善する
- 改善が認められず脳梗塞が拡大する
- 再開通した部位が再閉塞する
- 再開通によって出血性梗塞が起きる

　特に再開通直後は注意して、それぞれで対応が遅れないように、決められた時間で定期的に観察していくことが必要です。

発症から	実施する時間	モニタリング
2時間以内	15分ごと	バイタル、神経所見チェック
2〜8時間	30分ごと	バイタル、神経所見チェック
8〜24時間	1時間ごと	バイタル、神経所見チェック
24時間〜	随時	バイタル、神経所見チェック

③症候性頭蓋内出血、再閉塞の対応

　意識レベルの低下、麻痺、構音障害、頭痛、悪心、嘔吐、急激な血圧上昇は、出血や、再梗塞の可能性があるため早急な対応が必要です。すみやかにドクターへ報告し、CTで出血の有無や、MRIで再閉塞、梗塞巣の拡大がないかを確認しましょう。

➡出血を疑うならCT、梗塞を疑うならMRIを実施

④出血傾向への対応

　rt-PA投与後は、次のような全身の出血傾向に注意が必要です。
- 消化管出血　（腹痛、吐血、下血）
- 血尿
- 皮下出血
- 口腔、鼻粘膜からの出血
- 採血後や、カテーテル刺入部からの出血や腫脹

　不穏の状態の場合、ベッド柵などへの打撲により内出血を起こす可能性が高くなります。ベッド柵を保護するほか、患者さんや家族同意のもとで抑制を行い、外傷を予防しましょう。

▶ 家族へのケア

- 超急性期脳梗塞治療は、時間が勝負の治療になるため、**医療チーム一丸となっていかに早く再開通を目指すか**が肝心です。
　➡的確な処置を行うことはもちろん、患者さんの気持ちや家族の不安にも寄り添うことを心がけてください。患者さんや家族のケアは、ナースにしかできません。
- 不安な気持ちのまま救急車で運ばれ、到着と同時に機械的に処置が進んでいくと、患者さんの不安は増大していく一方です。待っている家族も、だれからも声をかけられずにただ待っている状態では、不安が増してしまいます。
　➡患者さんは、**「急ぐ必要のある治療なので、少し急いで、着替えをして検査を進めますね。ドクターからもお話がありますからね」**などの声かけすることで、安心して治療を受けることができます。また、家族にも検査をすることなど適宜状況を伝えてください。
- 家族は短時間で治療の決断を迫られ、精神的プレッシャーははかり知れません。
　➡ドクターからの説明後に、**「わからないことはありますか？」**などと声をかけましょう。

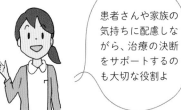

患者さんや家族の気持ちに配慮しながら、治療の決断をサポートするのも大切な役割よ

70歳、男性。2020年3月15日7：30。妻と朝食を摂取しているときに、右麻痺、構音障害が出現し、救急要請を受ける。既往歴は、高血圧、発作性心房細動によりワーファリンを内服中。

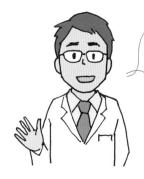

大切なのは、最初に発症時間を確認することだ

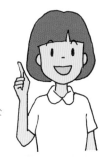

7：30です。病院到着が8時なので、rt-PAや血栓回収が可能ですね。そのつもりで待機します！

▶ 8：00　病院到着

- 救急隊のストレッチャーから移動
- 体重測定
- 更衣
- 採血、点滴キープ
- MRIの除去確認
- 救急外来記録の記載

コメディカルが救急室で対処

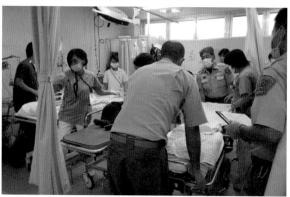

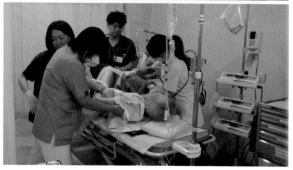

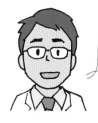

15分間で、点滴と着替えをしてMRIへ行く。時間との勝負だ

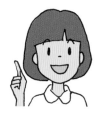

まさに、チーム一丸で治療に取り組んでいるんですね

▶ 8：15　MRI室へ移動

MRI室

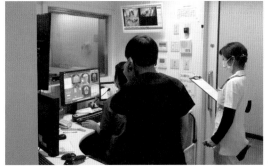

ナースは、MRI室に待
機し結果を確認する。

左中大脳動脈の閉塞

- MRIで、DWI+
- 梗塞の範囲は小さく、左中大
  脳動脈の閉塞あり
- 採血結果は問題なし
- rt-PAワンショット、血栓回
  収療法に決定
- 家族へインフォームドコンセ
  ント（IC）を行う

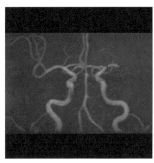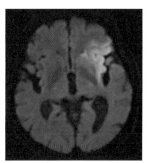

▶ 8：32　カテーテル室へ入室し、 r t-PAワンショット

患者さんが到着してから
32分しかたっていないのに、
もうワンショット！

早くしないと、脳細胞
が壊死してしまう。1
分1秒が大切だ

▶ 8：35　持続投与開始

カテーテル台に患者さんを固定

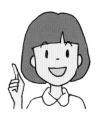

脳梗塞で静止できない患者さんがいるので、頭が容易
に動かないように固定する。

▶ 8：42　穿刺

【Dtop time42分：病院到着（Door）から
穿刺（puncture）の時間】

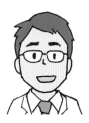

カテーテルを血管内に入れていくため、
足の付け根の大腿動脈にシースを穿刺する。

術前

術後

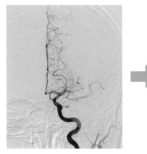

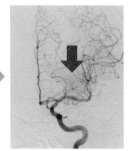

詰まって不明瞭だった血管が、鮮明に見えます。スゴイ！

回収した血栓

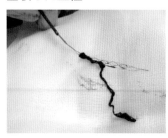

ステントに絡まった血栓。通常は、ステントと吸引カテーテルの併用で血栓を回収することが多い。

▶ 9：05再開通

TICIグレード3と診断。カテーテル室を退室し、SCU病棟へ入院となりました。

【PtoR time17分：穿刺（puncture）から再開通（recanalization）の時間】

TICIグレード　～血栓回収術による開通の程度の指標

0	灌流なし
1	再開通はあるが末梢灌流の改善がほぼない
2a	閉塞血管支配領域の半分以下の灌流
2b	閉塞血管支配領域の半分以上の灌流
3	末梢まで遅延のない灌流

目標は2bもしくは3！

経験の多い施設では、TICI 2 bもしくは3が約9割なの

▶脳動脈瘤の治療

▶ どんな治療？

　くも膜下出血の原因の大部分を占める脳動脈瘤は、「破裂」と「未破裂」に分類されます。未破裂脳動脈瘤の大部分は破裂するまで症状がなく、偶然脳ドックで発見されることが珍しくありません。近年は、MRIの発達により破裂前に発見されることが多いため、未破裂脳動脈瘤の治療が増加しています。治療法として、**「開頭クリッピング術」**と**「血管内コイル塞栓術」**があります。治療目的は、**破裂予防**です。

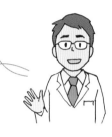

くも膜下出血で搬送された患者さんの大部分は、破裂部位がかさぶたで出血が止まっています。早期に再破裂予防の治療をすれば、それ以上、状態が悪くなることはありません。未破裂だけでなく破裂動脈瘤の治療も、目的は「（再）破裂予防」であり、**意識などの症状を改善する手術ではない**ことを理解しましょう

▶ 適応

脳動脈瘤部位別に応じる治療法選択の目安

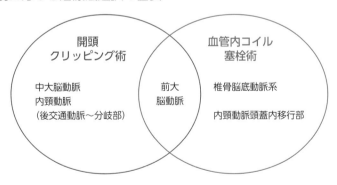

- 未破裂の場合、直径5mm前後以上でどちらかの手術が検討されます。
- 椎骨脳底動脈系で血管内コイル塞栓術が多いのは、開頭手術の場合、動脈瘤までのアプローチが困難で、脳神経の合併症が生じる危険性も高いためです。
- 内頸動脈頭蓋内移行部で血管内コイル塞栓術が多いのは、脳動脈瘤の近くに骨や視神経があるため、開頭クリッピング術より患者さんへの侵襲が小さいためです。
- その他、年齢、脳動脈瘤の大きさや性状によって、開頭クリッピング術と血管内コイル塞栓術を使い分けます。

開頭クリッピング術

- 開頭後、脳の隙間を分け入って脳底部の動脈瘤に到達し、動脈瘤の根元（ネック）を金属クリップで挟んで、動脈瘤内に入る血流を遮断する方法です。
- 脳動脈瘤治療では、最もポピュラーで確実性が高いです。
- 侵襲性が高いため、重症患者や高齢者には不向きです。

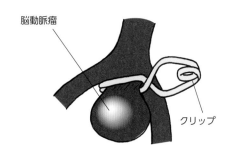

脳動脈瘤

クリップ

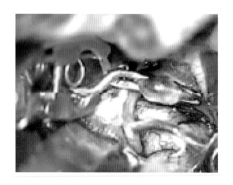

▶ 合併症

　術中の動脈瘤破裂、動脈・静脈の損傷（アプローチやクリッピングの際）、脳神経損傷、脳挫傷（脳の圧排(あっぱい)による）、硬膜下・硬膜外血腫といった理由により、次のような合併症が起こることがあります。

> 意識障害
> 失語
> 麻痺
> 見当識障害
> 痙攣　　など

▶ 術後看護

①神経症状の確認

　どのような症状があるかを見極め、なぜ生じているかをドクターに確認しましょう。新たに症状が出現した場合や、様子がおかしいと感じた場合は、すみやかにドクターへ連絡し、画像検査で原因を確認してください。

②画像所見の確認

　術後の画像所見をドクターに確認し、部位とダメージから、どのような症状出現に注意すべきかを理解しておきます。

③バイタルサインの確認

　血圧、心拍数、呼吸をこまめにチェックします。

④ドレーン管理

　血液や髄液の過剰流出、ドレーンの閉塞による術創部位の腫脹の有無を確認します。

血管内コイル塞栓術

- 足の付け根から血管にカテーテルを挿入し、脳動脈瘤まで誘導します。血管の中から動脈瘤内にコイルを詰めて血液を固めることで、破れないようにする方法です。
- 動脈瘤の完全閉塞率は、80〜95％と高率です。治療後も定期的な経過観察をします。
- 開頭せずに治療できるため、患者さんへの負担が少なく、高齢者や全身合併症のある重症の患者さんにも行えます。手術時間が短いメリットもあります。

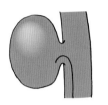 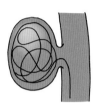 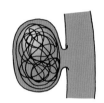 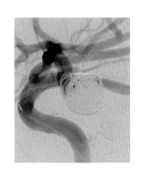

▶ 合併症

　術中の動脈瘤破裂、動脈の穿孔、閉塞（ワイヤーやコイル操作、血栓遊離による）、穿刺部出血といった理由で、次のような合併症が考えられます。

> 意識障害
> 失語
> 麻痺
> 見当識障害
> 穿刺部血腫　　など

▶ 術後看護

①神経症状の確認

　どのような症状があるかを見極め、どうして生じているかをドクターに確認します。

　新たに症状が出現した場合や、なにか様子が変と感じた場合は、すぐドクターへ連絡し、画像で原因を確認します。

②画像所見の確認

　術後の画像所見をドクターに確認し、部位とダメージから、どのような症状出現に注意すべきかを理解しておきましょう。

③バイタルサインの確認

　血圧、心拍数、呼吸をこまめにチェックします。

④穿刺部出血・血腫形成

血管穿刺部にコラーゲンを詰めて止血する「アンギオシール」を導入している病院は多いです。ただし、アンギオシールを用いても血腫形成のリスクはあります。圧迫時間をドクターに確認しておきましょう。血腫を認めた場合は、経過時間とともに血腫の増大をマーキングで確認し、「短時間に腫脹が増大した場合」や「血圧の低下を認めた場合」にはただちにドクターへ報告します。

⑤抗血小板剤の継続投与

術後の血栓形成を予防するために、抗血小板剤を継続服用することが多いです。必ずドクターに、抗血小板剤投与の計画を確認してください。

⑥末梢循環不全

大腿動脈を圧迫するため、末梢への動脈の流れが欠如することがあります。このため、両下肢足背動脈が触知可能か術前にチェックし、その部位をマーキングしてください。左右差がある場合は、血栓や閉塞が下肢動脈にある可能性があります。検査後に下肢動脈閉塞するリスクがあるため、術前にドクターへ報告します。触知しにくい下肢は、皮膚の色の変化に注意します。

⑦深部静脈血栓症

術後は、股関節と膝関節を一定期間固定します。静脈内血栓が生じ、固定解除したあとに飛ぶと肺塞栓を起こすことがあります。発赤・腫脹・筋肉の痛みが現われたら、要注意。固定時期、抹消循環を見るときに足の底屈運動を行い、予防することが必要です。

⑧造影剤によるアレルギー症状

初めて使用する場合、造影剤によるアレルギー症状が出現しないことがあります。ただし、食事のアレルギーからラテックスアレルギーが判明するという例もあることから、造影剤アレルギーがないと分かっても、他のアレルギーがないかどうかを確認してください。そこから、造影剤への影響が起こる可能性もあるため、患者さんからの丁寧な情報収集が大切です。

⑨放射線の副作用

術中の放射線量を、カテーテルナースに確認してください。記載されているかチェックします。被曝量により皮膚症状が変わるため、皮膚損傷の有無は必須項目です。特に若い男女が脱毛になった際には、心理的配慮が不可欠です。事前に説明しておき、実際に脱毛が現われたときは帽子で隠すなどの配慮をするためにも、患者さんをよく観察しましょう。

被曝量により起こる可能性がある症状

障害度	線量（Gy）	潜伏期間	主な症状
I度	2～6	3週間	発赤→脱毛、色素沈着
II度	6～10	2週間	腫脹、紅斑→乾性皮膚炎
III度	10～18	1週間	水泡、びらん→湿性皮膚炎、皮膚萎縮潰瘍
IV度	18～	3日	びらん、難治性潰瘍→壊死、がん

▶ 頸動脈狭窄の外科的治療

▶ どんな治療？

　頸動脈狭窄症に対する外科的治療は、症候性50％以上、無症候性80％以上が適応になります。CEA（頸動脈内膜剥離術）とCAS(頸動脈ステント留置術)があり、近年は侵襲の少ないCASが多く行われますが、脆弱なプラークが大量にある場合はCEAも考慮されます。

- CEA(頸動脈内膜剥離術)とCAS(頸動脈ステント留置術)があります。
- 症候性50％以上、無症候性80％以上が適応となります。

▶ 術前検査

　手術のリスクを評価するために、さまざまな検査が行われます。Angio(血管造影検査)、CTA、MRI、頸動脈エコー、SPECT、心機能検査（心エコー、心電図、冠動脈CT）などで、詳細は以下に説明します。

狭窄形態の確認

Angio
（脳血管造影検査）

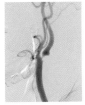

CTA

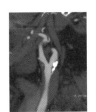

一番詳細な形態が分かり、カテーテルのアクセスが可能かどうか術前にチェックできる。

形態がよく分かり、プラークの石灰化の評価に有効。全周性の場合はCEAが選択される。

プラーク性状評価

MRI

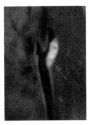

頸動脈エコー

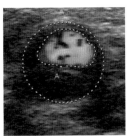

プラークの性状評価に有効。白く光るほど脆弱なプラーク。

プラークの性状評価に有効。低輝度（黒）ほど脆弱なプラーク。

過環流リスクの評価

SPECT

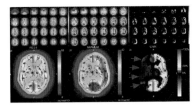

術後の過潅流症候群のリスクを評価する。術前の血流低下があるとリスクが高い。

冠動脈、心臓機能の評価

冠動脈CT

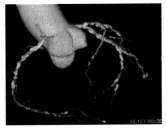

頸動脈狭窄患者の約半数は冠動脈狭窄を認めるといわれているため、術前に評価しておく。

▶ 適応（手術法の選択）

ソフトプラークの量が第一指標
原則として、ソフトプラークが大量にある場合はCEAを第一に考えます。リスクが大きい場合はCASを視野に入れます。

```
              ソフトプラーク
        ↙                    ↘
     大量                      少量
     CEA                       CAS
  ●側副循環               ●石灰化
  ●全身状態不良            ●屈曲している
  ●高齢
```

リスク条件に応じてCEAかCASを決める。

▶ リスク因子

CEAとCASには手術にリスク因子があるため、患者さんのリスク因子を検討し、安全な手術法を選択します。高齢化社会になり、低侵襲のCASが増えてきています。

CEAとCASのリスク因子

CEA	CAS
●側副循環不良	●ソフトプラーク
●全身状態不良	●石灰化
●高齢	●強度屈曲
	●アクセス困難
（全身麻酔3時間）	（局所麻酔30分）

▶ どんな手術？

CEA（頸動脈内膜剥離術）

頸部のシワに沿って皮膚を切開し、総頸動脈から、内頸動脈、外頸動脈を露出させます。一時的に血流を遮断し、内腔のプラークを切除します。全身麻酔で行います。

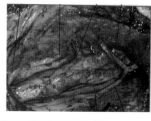

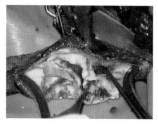

血管を開き、内部のプラーク（白い部分）を取り除くことで血管狭窄率が減少し、血流が改善する。

CEAハイリスク
・重篤な全身疾患（心臓、肺）
・対側頸動脈閉塞
・対側咽頭神経麻痺
・頸部直達手術、頸部放射線治療の既往
・CEA再狭窄例
・80歳以上

▶ 術後看護

1.縫合部からの出血に注意
創部の腫脹（しゅちょう）、ドレーンからの出血に注意します。万が一、創部から血液が漏れて頸部腫脹により気道圧迫されても呼吸困難にならないように、翌朝まで麻酔を継続し、挿管したままにする場合もあります。

2.過還流症候群を予防する
狭窄部改善によって、脳への過還流を未然に防ぐため、血圧を120mmHg以下に管理します。術前のSPECTで血流低下が顕著な場合は、抗痙攣薬を術前から投与し、術後も継続します（術前：レベチラセタム、術後数日間：ホスフェニトインナトリウム水和物）。**過還流症候群の症状**：梗塞と同じ局所症状（麻痺、失語など）、痙攣、顕著な昂揚感

3.神経症状をよく観察する
舌咽神経、舌下神経障害（嚥下、嗄声（させい）、舌運動障害）を確認します。

CAS（頸動脈ステント留置術）

大腿部、または上腕部より血管内にカテーテルを入れ、頸動脈の中にステントを留置することで、プラークのある狭窄部位を押し広げます。局所麻酔で行います。

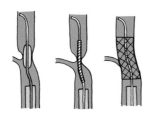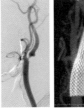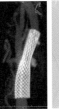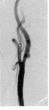

頸動脈狭窄にステントを留置

細くなった血管にステントを留置することで、血管がステントで広がり、狭窄率減少や血流改善につながる。

▶ 術後看護

1.穿刺部腫脹に注意

仮性動脈瘤や皮下出血など、穿刺部のトラブルに注意します。急激な血圧低下、腹痛、後腹膜内出血のリスクもあるため、発見したらすぐにドクターコールを。

2.血圧低下に気をつける

ステント留置による頸動脈洞圧迫により、徐脈、持続的低血圧が生じることがあります（特に高齢者）。心臓疾患がある場合は、特に注意が必要です。

3. 過還流症候群を予防する

狭窄部改善によって脳への過還流を未然に防ぐため、血圧を120mmHg以下に管理。術前のSPECTで血流低下が顕著なら、抗痙攣薬を術前から投与し、術後も継続します（術前：レベチラセタム、術後数日間：ホスフェニトインナトリウム水和物）。

過還流症候群の症状：梗塞と同じ局所症状（麻痺、失語など）、けいれん、顕著な昂揚感など

頸動脈狭窄の治療法

治療法	CEA（頸動脈内膜剥離術）	CAS（頸動脈ステント留置術）
具体的な方法	血管を切開し、内側の内腔に突出したプラークを取り除く	大腿部、または上腕部より血管内にカテーテルを入れ、ステントを留置し、狭窄部位を押し広げる
適応	症候性の50％以上、または無症候性の80％以上の狭窄 内科的治療で抵抗性のあるもの	症候性の50％以上、または無症候性の80％以上の狭窄 内科的治療で抵抗性のあるもの
麻酔	全身麻酔	局所麻酔
抗血小板剤	原則　1剤	必須　手術前　2剤
対象プラーク	不安定で大量のプラーク 全周性石灰化のプラーク	すべてのプラーク
合併症	脳梗塞 過還流症候群 創部血腫 舌下神経障害 迷走神経麻痺	脳梗塞 過還流症候群 一過性徐脈 低血圧 穿刺部血腫 造影剤アレルギー
利点	プラークの性状に関わらず摘出できる	局所麻酔で低侵襲
欠点	全身麻酔が必要 頸部に傷が残る 舌下神経、迷走神経障害の可能性	術中塞栓の可能性 術後も抗血小板剤が必要 石灰化には拡張できない 術中に徐脈発作を誘発

▶バイパス手術

▶ どんな手術？

皮膚の血管を脳表の血管につないで、脳の血流を増加させる手術です。「直接血行再建術」と「間接血行再建術」があります。

直接血行再建術

「浅側頭動脈—中大脳動脈（STA−MCA）吻合術」ともいいます。頭蓋骨を開けて、皮膚下にある浅側頭動脈を脳表の中大脳動脈につなげます。この手術により、脳の血流を増加させる効果があります。もやもや病の場合、もやもや血管の負担を軽減させるのに有効です。

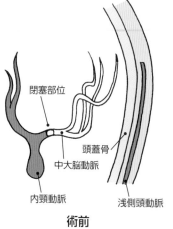
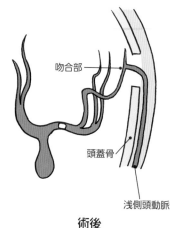

術前 ・ 術後

間接血行再建術

皮下の筋肉や骨膜など、血流豊富な組織を脳表に置いて、自然に小さな血管が生えてつながりが形成されるのを待ちます。もやもや病の場合、血管が新生されて脳の血流増加を促すことができます。

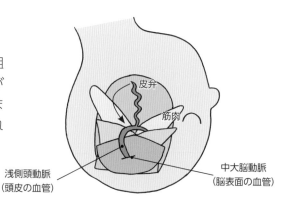

▶ 適応疾患

- アテローム性主要血管閉塞病変（内頸、中大脳動脈）
- もやもや病
  - ➡上記の患者さんで、著明な脳血流低下を認めた場合

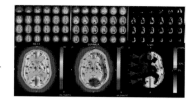

▶ 術後看護

● 術直後は、過還流症候群予防のため、血圧を120mmHg以下で管理します。術前の血流低下が重度な症例ほど、術後に過還流症候群になるリスクが高くなります。

> ### 過還流症候群とは…
>
> バイパス手術によって、局所に血流が急に増加することです。麻酔から覚醒後に、痙攣、性格の高揚、一時的な神経脱落症状が見られることがあります。
>
> →MRIで、脳梗塞や出血の異常ではないのかを必ず確認してください。場合によっては、SPECTで血流増加が顕著でないか確認する必要もあります。

● インアウトバランスチェックは、アウトオーバーにならないように注意しましょう。特に、もやもや病では、水分バランスに配慮し、脱水にならないようにしてください。

● 過還流症候群のリスクが高い症例には、術後の血圧上昇を避けるため、麻酔を継続し挿管したまま帰室します。翌日のCTで出血がないことを確認し、覚醒し抜管します。

● STAを触知します。帰室直後に、耳介前方で触知できる部分にマーキングを行い、吻合（ふんごう）した外頸動脈が詰まっていないかを確認します。

● 術翌日には、創部の腫脹により触知できなくなることもあるため、ドップラーを用いてSTAを確認します。

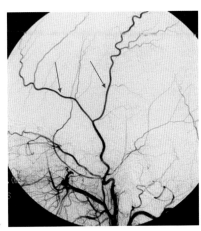

バイパス手術前。
2本の STA（矢印）。

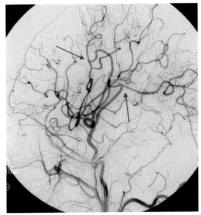

バイパス手術後。
2本の STA が脳表の
MCA に吻合され（矢印）、STA の血流が脳内に流入している。

- 創部状態は、出血の有無、腫脹、壊死をよく観察します。
- 帰室後、ドレーンは除圧の調整によって、排液量、性状、刺入部の髄液漏を観察します。ドレーンの過流出または流出なく創部が腫脹してきた場合は、ドクターへ報告してください。バイパス手術の場合、皮膚から脳表への血管の通り道である硬膜を、きつく締めることができません。そのため、早期から髄液の流出が始まることがあるので、**髄液の過流出**には特に注意が必要です。

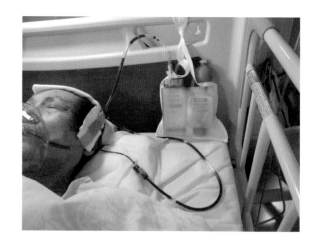

- 麻酔覚醒後の症状は、脳梗塞と過還流症候群の判断がむずかしいことがあります。治療は正反対なので、迷ったら必ずMRIを施行しましょう。

▶ 退院指導

- 創部をきれいにしましょう。
- 皮膚トラブルがないように、掻破（そうは）はしないように伝えます。
- 脱毛は、退院後に外来でよく見られます。半年ほどで改善することを患者さんに説明してください。
- 定期的な外来受診を促し、「気になることがあったら、早めに受診してください」といった声かけを忘れずに。

術後は頭皮への血流が減るので、感染に弱くなります。よく注意してケアしましょう

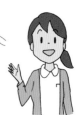

▶ 腫瘍摘出術

◉ 脳腫瘍の治療

　頭蓋内に発生する腫瘍を、脳腫瘍といいます（157ページ参照）。脳腫瘍には、良性腫瘍と悪性腫瘍があり、さらに種類が細かく分かれています。神経学的症状の診察や、MRIによる画像検査、生理機能検査などを用いて診断し、治療計画を立てます。

● **良性腫瘍**……大切な神経や動脈などを巻き込んでいる場合は、非常に困難な手術となります。しかし、すべてを切除できれば手術だけで完治が期待できるため、可能な限り全摘出を目指します。

● **悪性腫瘍**……境界が不明瞭のため、ナビゲーション、モニタリング、術中MRI、覚醒下手術などの方法を用いて手術を行います。手術でできるだけ摘出し、放射線治療や抗がん剤治療などを組み合わせた集学的治療を行うこともあります。

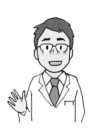

覚醒下手術とは、文字通り、手術中に麻酔から覚醒させる手術だ。実際に言葉を交わして言語機能を確認したり、手足を動かして運動機能を見たりしながら、脳腫瘍の摘出をして機能温存を目指す

▶ テント（硬膜）

　頭蓋骨内は「テント」という硬膜で仕切られています。脳腫瘍がどの位置に発生しているかを示すとき、「テント上」「テント下」と区別しています。
テント上……大脳があります。
テント下……第4脳室、小脳、脳幹部があります。

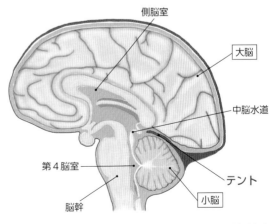

© 横浜新都市脳神経外科病院

▶ テント上の術後看護

脳局所症状の観察

脳腫瘍の発生した部位や、脳腫瘍によって圧迫された部位の機能が障害されて現われるのが脳局所症状です。それぞれの症状に注意しながらドクターと情報を共有し、看護ケアを行ってください。

- 前頭葉病変→精神症状、失見当識症状、嗅覚異常、麻痺、失語（左側）
- 側頭葉病変→優位半球（通常左側）では感覚性失語
- 頭頂葉病変→感覚障害
- 後頭葉病変→視野障害

てんかん発作の予防

予防薬を服用する必要があるので、確実に投与しましょう。てんかんが見られたら、①発作開始時間、②持続時間、③何をしているときに発作が始まったか、④意識レベルなどを確認します。

術後出血（急激な血圧上昇）に注意

出血性の腫瘍摘出の場合、術後出血のリスクがあります。急激な血圧上昇は出血による頭蓋内上昇の可能性があるので、神経症状の変化を確認してください。すぐドクターに報告し、CTにて出血の有無を確認する必要があります。

ドレーン管理

ドレーンの抜去事故は、患者さんの命に関わります。抜去・落下予防のために、しっかりと固定してください。ドレーンの観察（性状、排液量、拍動の有無など）は頻回に。ドレーンの設定や拍動、髄液の性状、感染兆候の有無の観察も大切です。また、意識、局所神経症状など神経学的所見の観察・評価もドレーン管理のポイントとなります。

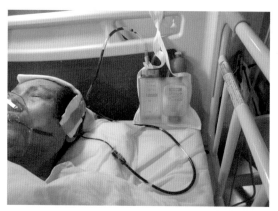

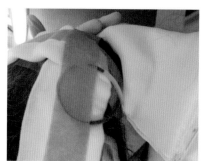

▶ テント下の術後看護

　テント上より狭い領域（後頭蓋）に重要な構造物（脳幹、脳神経）が多く、術後出血や梗塞が脳幹に影響して重症になりやすいので注意が必要です。

術後出血や梗塞による脳幹、小脳症状、意識障害、麻痺、歩行失調、構音障害

　テント下の術後出血や梗塞は、小脳腫脹による脳幹圧迫によって命に関わるリスクが大きいので特に注意が必要です。意識状態とバイタルサインに注意してください。小脳症状、脳神経症状、脳幹症状の何に注意すべきかをドクターに確認しておきましょう。

脳神経症状（小脳橋角部腫瘍）の観察

　腫瘍の位置、大きさ、性状によって、顔面感覚障害（三叉神経）、顔面麻痺（顔面神経）、聴力障害、（聴神経）、嚥下障害（舌咽神経）、舌麻痺（舌下神経）が現われます。どの神経症状に注意したらよいか、ドクターに確認しましょう。

感染、髄液漏に注意

　硬膜縫合や骨弁の再固定が不十分になりやすく、テント上より髄液漏のリスクが高いです。創部から髄液が流れ出ていないか、どのような性状かといった観察が必要です。上半身を約30度ベッドアップし安静にしたうえ、バイタルサインのチェックもしてください。

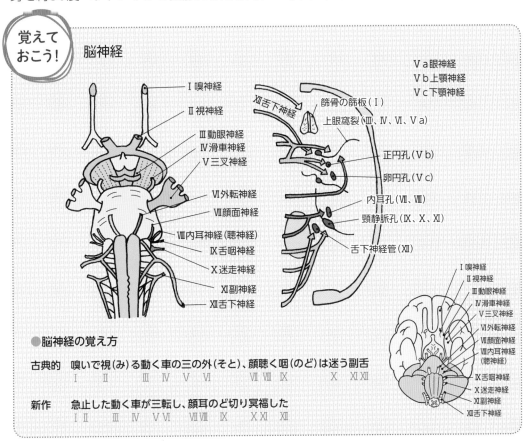

覚えておこう！

脳神経

Ⅰ 嗅神経
Ⅱ 視神経
Ⅲ 動眼神経
Ⅳ 滑車神経
Ⅴ 三叉神経
Ⅵ 外転神経
Ⅶ 顔面神経
Ⅷ 内耳神経（聴神経）
Ⅸ 舌咽神経
Ⅹ 迷走神経
Ⅺ 副神経
Ⅻ 舌下神経

Ⅻ舌下神経　篩骨の篩板（Ⅰ）

Ⅴa眼神経
Ⅴb上顎神経
Ⅴc下顎神経

上眼窩裂（Ⅲ、Ⅳ、Ⅵ、Ⅴa）
正円孔（Ⅴb）
卵円孔（Ⅴc）
内耳孔（Ⅶ、Ⅷ）
頸静脈孔（Ⅸ、Ⅹ、Ⅺ）
舌下神経管（Ⅻ）

●脳神経の覚え方

古典的　嗅いで視（み）る動く車の三の外（そと）、顔聴く咽（のど）は迷う副舌
　　　　Ⅰ　Ⅱ　　Ⅲ　Ⅳ　Ⅴ　Ⅵ　　　Ⅶ　Ⅷ　Ⅸ　　Ⅹ　　Ⅺ　Ⅻ

新作　　急止した動く車が三転し、顔耳のど切り冥福した
　　　　Ⅰ Ⅱ　　　Ⅲ　Ⅳ　Ⅴ Ⅵ　　Ⅶ Ⅷ Ⅸ　　Ⅹ Ⅺ Ⅻ

▶穿頭洗浄術

▶ どんな手術？

慢性硬膜下血腫に対して行う手術です。ドリルで孔を開け、流動性の血腫を洗浄します。

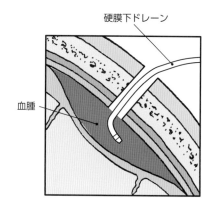

硬膜下ドレーン

血腫

▶ 術後

血腫腔に硬膜下ドレーンを留置し、残存した血腫を排液します。

慢性硬膜下血腫とは…

3週間以上前の軽度の頭部外傷により、硬膜に覆われた硬膜下にある脳表の血種が徐々に形成された病態（151ページ参照）

| 症状 | 最初は軽度頭痛、徐々に認知症状・運動麻痺・尿失禁が出現する。 |

| 検査 | 頭部CTにて、三日月型の低〜高吸収域を認める（白〜灰色）。 |

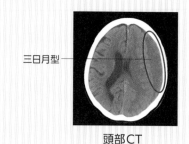

三日月型

頭部CT

▶ 術後看護

バイタルサイン測定

● 血圧は140mmHg以下コントロールとなります。主治医の指示に従ってコントロールしていきます。血圧が高いと術後出血のリスクに影響が出るため、指示オーバーの場合はすみやかに降圧をはかります。

創部管理

- 創部は、ステープラ(医療用ホチキス)で縫合してあります。創部からの出血や浸出液がないかをよく観察します。
- 出血や浸出液でガーゼが汚染された場合は、主治医へ報告しガーゼ包交してもらいましょう。

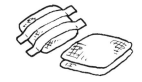

ドレーン管理

- 硬膜下ドレーンが挿入されます。

目的：慢性硬膜下血腫の術後、残存血腫の流出をはかり圧迫され、へこんだ脳の再膨張を促します。

管理：ベッド上に置き、自然落下予防のために固定します。

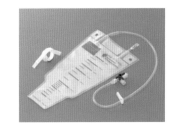

- 手術翌日に抜去されることが多いです。

観察：ドレーン排出が適正か、チェックします。

- ドレーンの屈曲の有無
- 排液量、性状の観察（淡血性～血性のものが排出される）。排液が大量のときは、再出血を疑い、主治医にすぐに報告を。
- 刺入部の観察（漏れ、固定の長さ）。漏れは髄膜炎につながるので要注意！

ドレーン刺入部は抜けないよう縫合されているの。抜けかかっていないか確認しましょう

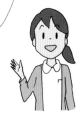

▶シャント術

● どんな手術？

　水頭症に対する手術です。脳室やくも膜下腔と、頭蓋外の体腔をシャントチューブでつなぐことによって、貯留した髄液を持続的に誘導する治療法です。**脳室-腹腔シャント（V-Pシャント）、脊髄（腰椎）-腹腔シャント（L-Pシャント）**の2種類があります。

脳室-腹腔シャント（V-Pシャント）

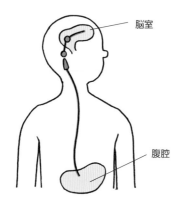

脊髄（腰椎）-腹腔シャント（L-Pシャント）

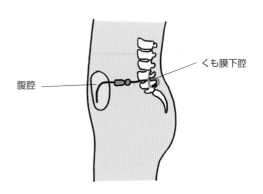

脳室と腹腔を、皮下を通したチューブで連絡させ、脳室拡大を認めたら髄液が腹腔に流出するシステム。確実な脳室圧管理が可能であり、脊椎間が狭い高齢者や小児に用いることが多い。

腰椎間のくも膜下腔と腹腔を、皮下を通したチューブで連結する。直接脳を触らないメリットがあるが、V-Pシャントに比べ効果が不確実なときがある。

水頭症とは…

脳と脊髄の周囲を流れる脳脊髄液は、産生と吸収によってバランスが保たれており、髄液腔（脳を外表から取り囲む透明のくも膜と、脳実質の間にある空間）全体を満たしながら循環しています。このバランスが崩れ、髄液腔（特に脳室）に過剰な髄液が貯留した状態です（164ページ参照）。

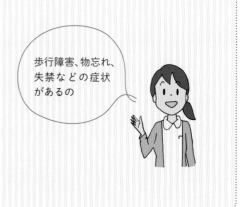

歩行障害、物忘れ、失禁などの症状があるの

▶ 手術適応の診断方法

タップテスト(髄液排除試験)を行います。タップテストは、過剰に溜まっている髄液を腰椎穿刺で約30ml程度排除することで、認知機能や歩行障害などの症状が改善するかどうかを診断する方法です。改善した場合は、手術適応となります。

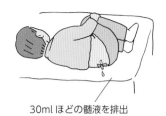

30ml ほどの髄液を排出

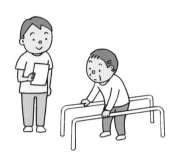

▶ 合併症

シャント術の合併症には、シャントチューブ自体の機械的トラブルと、体の機能的トラブルがあります。

シャント機能不全

シャント閉塞や断裂などには、注意が必要です。シャントはすべて、閉塞のリスクがあります。ある程度の期間は定期的に頭部CTを施行して、**脳室の大きさをチェック**してください。正常圧水頭症再発を疑う症状（歩行障害、尿失禁、認知機能低下）の有無も、よく観察します。

シャント感染

シャントは生体にとって異物のため、創部感染を起こすリスクがあります。感染を起こすとシャントシステムは菌の温床となり、シャントを抜去しない限り根治は望めません。感染兆候の早期発見がカギなので、髄膜炎、腹膜炎などにつながる、シャントシステム創部直上の**発赤、疼痛、熱感の有無**には十分に注意してください。

低髄圧液症候群

髄液が流れ過ぎて、低髄圧液症候群を起こすことがあります。**頭痛、硬膜下水腫、硬膜下血腫**といった症状に要注意。ただし、シャントバルブを専用の機械で高圧方向に変換することで、改善が期待できる場合も少なくありません。

硬膜下血腫

髄液が流れ過ぎたため頭蓋内圧が低下すると、脳実質も一緒に萎縮します。すると、硬膜と脳表面を連絡する血管が切れて、硬膜下に出血することがあります。

▶ 術後看護

　シャント術のあと、次のような症状が見られた場合、合併症が現われているかもしれません。患者さんをよく観察しましょう。

頭痛、意識レベル低下、麻痺、嘔吐	➡	**硬膜下血腫**
チューブの走行に沿っての発赤、腫脹、発熱	➡	**シャント感染**
頭痛、悪心・嘔吐、項部硬直	➡	**髄膜炎**
起立性頭痛、悪心・嘔吐	➡	**低髄圧液症候群**
歩行障害、認知症、尿失禁、頭痛、嘔吐など術前と同様症状	➡	**シャント機能不全**

▶ 創部管理

- 創部は、ステープラ(医療用ホチキス)で縫合してあります。創部からの出血や浸出液がないかをよく観察しましょう。
- 出血や浸出液でガーゼが汚染された場合は、ドクターへ報告しガーゼ包交してもらいます。

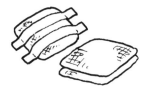

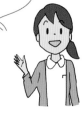

便秘はシャントの閉塞を起こしたり、髄液の流れを悪くしたりするの。便秘を予防する排便コントロールも大切よ

▶Hardy手術（経蝶形骨洞到達法）

▶ どんな手術？

　鼻腔の内側壁を切開し蝶形骨洞を経由してトルコ鞍底部にアプローチし、腫瘍を摘出する手術です。

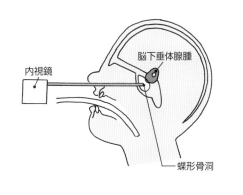

▶ 適応疾患

● 下垂体腺腫→ホルモンを過剰分泌する「機能性下垂体腺腫」と、ホルモン分泌がない「非機能性下垂体腺腫」があります。
● ラトケ嚢胞（のうほう）
など

▶ 手術適応

● 視神経圧迫による外側視野障害を伴う腫瘍がある場合
● ホルモン分泌異常による症状がある場合

● 甲状腺ホルモン異常、プロラクチンホルモン異常（プロラクチノーマ）、成長ホルモン異常（先端巨大症）などによる症状が見られる場合

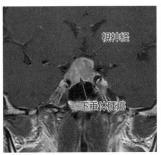

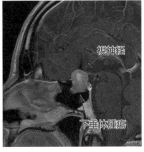

▶ 合併症

● 術後のホルモン機能低下
● 尿崩症
● 髄液鼻漏
● 腫瘍内出血

▶ 術後看護

ホルモン機能低下

- ●ホルモン低値による症状（副腎皮質ホルモンの低下による全身の脱力、低血圧、ショック、甲状腺ホルモンの低下による低体温など）には、常に注意します。術前からヒドロコルチゾン（コートリル®）を服用してもらい、周術期は、ヒドロコルチゾンコハク酸エステルナトリウム（ソル・コーテフ®）による点滴を考慮します。術後も、状態に応じてヒドロコルチゾン（コートリル®）を継続します。

尿崩症

- ●抗利尿ホルモンの低値によって、低張の大量尿が生じます。厳密な**インアウトバランスと尿比重の確認**が必要です。毎日の体重測定も、よい指標になります。
- ●尿のコントロールが困難なときは、バソプレシン（ピトレシン®）を皮下注射、もしくはデスモプレシン酢酸塩水和物（デスモプレシン点鼻液®）を用いて尿量をコントロールします。
- ●低張尿の大量放出で電解質異常をきたすことがあり、体内ナトリウム値が上昇（Na↑）、カリウム値が低下（K↓）となりやすいので注意してください。水分バランスを補う点滴は、ナトリウム含量の少ない1号液か、5%TZにカリウムを補足したタイプを用いることが多いです。

髄液鼻漏

- ●粘調でない**水のような漿液**（しょうえき）が、鼻腔からポタポタ流出する場合には、ウロペーパーを使用して糖の有無を確認します。
- ●ウロペーパーで糖が認められた場合は、髄液鼻漏の可能性を疑います。
- ●鼻腔に流出した髄液を介して菌が脳内に入ると、髄膜炎のリスクが高まります。
- ●治療には、頭をやや挙上（セミファウラー位）にして、鼻腔内の髄液が頭蓋内に逆流しないように配慮します。
- ●スパイナルドレーンを挿入。軽い陰圧をかけることで、鼻腔内への瘻孔（ろうこう）からの髄液流出を止め、創部の閉鎖を促します（124ページ参照）。
- ●くしゃみ、鼻かみ、いきみは、頭蓋内圧を亢進させ髄液鼻漏を悪化させる可能性があるので禁忌です。患者さんに、きちんと指導してください。
- ●座位や立位になると、圧差によって髄液鼻漏が増加する可能性があります。ベッド上で安静にしながら保存的治療を行うのが基本です。安静に対して、患者さんにもしっかりと理解してもらいましょう。

▶減圧術

▶ どんな手術？

　頭蓋骨の一部を切除して、頭蓋内圧を外へ逃す手術です。なんらかの疾患で脳に損傷が起こると、脳腫脹が生じ増悪することがあります。頭蓋内は閉鎖された狭い空間なので、脳腫脹や出血などが起こると頭蓋内圧が亢進し、**脳幹が圧迫されて命の危険が迫る場合があります**。減圧術は、命を救うことを目的として行う緊急手術であり、原因となった疾患の症状が改善されるわけではありません。外減圧術と内減圧術があります。

外減圧術

　頭蓋骨を切除し、上昇した頭蓋内圧を外に逃がすことで、脳幹が圧迫されないようにします。

内減圧術

　外減圧術では不十分な場合、脳実質も切除します。通常は症状のない部位を切除しますが、梗塞や出血ですでに症状回復の見込みがない場合、その限りではありません。

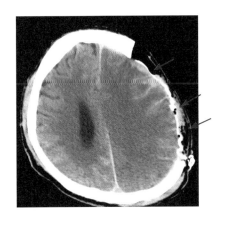

▶ 適応疾患

- 脳梗塞
- 脳出血
- くも膜下出血
- 脳腫瘍
- 急性硬膜下(外)血腫　　　など

▶ 脳ヘルニア

　正常な頭蓋内は、脳実質（80％）、血液（10％）、髄液（10％）で構成されています。上記の疾患によって脳浮腫や血腫が拡大すると、脳ヘルニアを生じます。脳ヘルニアとは、臓器が本来あるべき位置から隙間に向かって押し出され、他の脳を損傷してしまう状態です。

- 脳浮腫や血腫が拡大→頭蓋内圧上昇
- 脳幹圧迫→脳ヘルニア

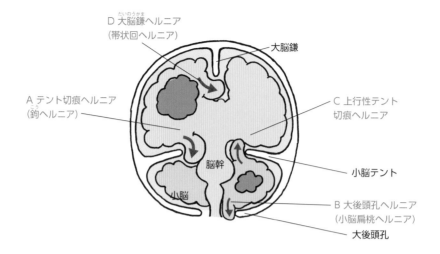

D 大脳鎌ヘルニア
（帯状回ヘルニア）

大脳鎌

A テント切痕ヘルニア
（鉤ヘルニア）

C 上行性テント
切痕ヘルニア

小脳テント

脳幹

B 大後頭孔ヘルニア
（小脳扁桃ヘルニア）

小脳

大後頭孔

A テント切痕ヘルニア（大脳がテント上→テント下へ）、B 大後頭孔ヘルニア（小脳扁桃がテント下→脊髄腔へ）、C 上行性テント切痕ヘルニア（小脳がテント下→テント上へ）、D 大脳鎌（帯状回）ヘルニア（片側大脳半球が対側へ）

▶ 術後看護

- 頭蓋骨のない**外減圧部位が、再腫脹していないかを確認**します。また、**外減圧部位を圧迫しないように体位変換時にも注意**が必要です。外減圧部位を下にしてはいけません。臥位または、減圧していない部分を下に体位変換します。同じ体位をとり続けることも、褥瘡を生じることがあるので避けましょう。

- 脳ヘルニアが亢進すると、**血圧低下、自発呼吸の停止、対光反射の消失、両側瞳孔散大**が現われます。手術によって症状が現われていないか、もしくは改善されているかを確認します。

- 脳浮腫が軽減されると、外減圧部位から突出していた脳実質が頭蓋骨内におさまります。脳ヘルニアの症状も改善されているか、**バイタルサインや意識状態の評価**をします。

- 硬膜をタイトに縫合しないため、髄液漏が起きやすい傾向があります。感染のリスクが高くなるため、**髄液漏の有無をよく観察**してください。

- 減圧術を行う患者さんは、重度の意識障害が珍しくありません。**誤嚥性肺炎**のリスクが高いので、食事姿勢の配慮や口腔ケアを十分に行うなど慎重に対応しましょう。

頭蓋骨を外すという手術は、患者さんの家族にも強烈な混乱と不安を与えます。さまざまな質問をされるけれど、納得いただける丁寧な説明を心がけて

参考文献

● Part3
1. 近藤靖子編：はじめての脳神経外科看護.メディカ
出版.大阪.2014

● Part4
1. 岡庭豊、医療情報科学研究所編：病気がみえる
vol.7 脳・神経 第1版.メディックメディア.2016
2. 黒田裕子編：「感覚機能障害のある患者の看護.視
覚障害」成人看護学.医学書院.2013
3. 落合慈之監修、森田明夫、吉澤利弘編：脳神経疾
患ビジュアルブック.学研メディカル秀潤社.東京.
2009
4. 山浦晶編：標準脳神経外科学 第10版.医学書院.東
京.2007
5. 片山容一監修、川原千恵美、富沢かづ江編集：パ
ワーアップ版脳神経外科看護のポイント260.メディ
カ出版.大阪.2010
6. 田村綾子監修：術前術後の看護・治療の流れがひ
と目でわかる脳神経外科疾患別看護マニュアル.メ
ディカ出版.大阪.2012
7. 近藤靖子編：はじめての脳神経外科看護.メディカ
出版.2016
8. 竹村信彦ほか著：系統看護学講座 専門分野II 成
人看護学[7] 脳・神経.医学書院.東京.2016
9. 武田保江監修：脳神経ナースがかならず悩む「やっ
てはいけない?」87のケア.メディカ出版.大阪.
2019
10. 高橋伸明編著：やさしくわかる脳神経外科.照林社.
東京.2011
11. 馬場元毅編著：絵でみる脳と神経 しくみと障害の
メカニズム 第3版.医学書院.東京.1991
12. Joseph R.Duffy、苅安誠訳：運動性構音障害 基
礎・鑑別診断・マネージメント.医歯薬出版.2004.
Pp2
13. 種村純監修、大塚裕一、宮本恵美著：絵でわかる
失語症の症状と訓練―言語障害メカニズムから考
えよう!!―.医学と看護社.2015
14. 日本脳卒中学会 脳卒中ガイドライン委員会編：脳
卒中ガイドライン2015 第1版.協和企画.2015

● Part5
1. 坂井千秋、坂井信幸、田村綾子著：「脳卒中の分類
と病態生理、診断及び治療の理解」脳卒中看護実
践マニュアル.メディカ出版.2015
2. 田村綾子編：「重篤化回避のために厳密なモニタリ
ングが必要な状況とケア」脳卒中看護実践マニュ
アル.メディカ出版.2015
3. 日本脳卒中学会 脳卒中ガイドライン委員会編：脳
卒中ガイドライン2015.協和企画.2015
4. 岡庭豊、医療情報科学研究所編：病気がみえる
vol.7 脳・神経 第1版.メディックメディア.2016
5. 谷下はるな：BRAIN NURSING Vol35.メディカ出
版.2019

6. 近藤靖子編：はじめての脳神経外科看護.メディカ
出版.2016
7. 落合慈之監修、森田明夫、吉澤利弘編：脳神経疾
患ビジュアルブック.学研メディカル秀潤社.2013
8. 山浦晶編：標準脳神経外科学 第10版.医学書院.東
京.2007
9. 片山容一監修、川原千恵美、富沢かづ江編集：パ
ワーアップ版脳神経外科看護のポイント260.メディ
カ出版.大阪.2010
10. 田村綾子監修：術前術後の看護・治療の流れがひ
と目でわかる脳神経外科疾患別看護マニュアル.メ
ディカ出版.大阪.2012
11. 竹村信彦ほか著：系統看護学講座 専門分野II 成
人看護学[7] 脳・神経.医学書院.東京.2016
12. 武田保江監修：脳神経ナースがかならず悩む「やっ
てはいけない?」87のケア.メディカ出版.大阪.
2019
13. 落合慈之監修、森田明夫、吉澤利弘編：脳神経疾
患ビジュアルブック.学研メディカル秀潤社.東京.
2009
14. 松谷雅生、藤巻高光監修：脳・神経・脊髄イラス
トレイテッド 病態生理とアセスメント.学研メ
ディカル秀潤社.東京.2010
15. 大井静雄編著：ポケット版 脳神経外科ケアマニュ
アル.照林社.東京.2000
16. 馬場元毅編著：絵でみる脳と神経 しくみと障害の
メカニズム 第3版.医学書院.東京.1991
17. 柴田靖著：はじめて学ぶ!脳神経外科のキホンと
ケア―ベテランドクターによる最もシンプルな講
義―.総合医学社.2019

● Part6
1. BRAIN 2012年1月号「今だから知りたい.脳梗塞
急性期の血栓溶解療法(rt-PA静注療法)の適正
看護」.株式会社医学出版.東京.2011
2. BRAIN 2013年第5号「よくわかる脳血管内治療」.
医学出版.東京.2013
3. 岡庭豊、医療情報科学研究所編：病気がみえる
vol.7 脳・神経 第1版.メディックメディア.2016
4. 落合慈之監修、森田明夫、吉澤利弘編：脳神経疾
患ビジュアルブック.学研メディカル秀潤社.2013
5. 大井静雄編著：ポケット版 脳神経外科ケアマニュ
アル.照林社.東京.2000
6. 松谷雅生、藤巻高光監修：脳・神経・脊髄イラス
トレイテッド 病態生理とアセスメント.学研メ
ディカル秀潤社.東京.2010
7. 高橋伸明編著：やさしくわかる脳神経外科.照林社.
東京.2011

INDEX

あ
アイウエオチップス（AIUEOTIPS） ……………… 86
悪性腫瘍 …………………………………………… 157
アテローム血栓性脳梗塞 ………………… 99、100
アミロイド血管 …………………………………… 109
アンギオ（脳血管造影検査） …………………… 103

い
意識障害 …………………………………………… 85
意識清明期 ………………………………………… 150
意識レベル（JCS・GCS） ……………………… 35
一次運動野 …………………………………… 11、57
一次視覚野 ………………………………………… 11
一次聴覚野 ………………………………………… 11
一過性黒内障 ……………………………………… 143
一過性脳虚血発作（TIA） ……………… 102、142
咽頭 ………………………………………………… 89

う
ウィリス動脈輪 …………………………… 15、130
ウェルニッケ失語（感覚性失語） ……………… 77
ウェルニッケ野（感覚性言語野） ……………… 11
運動失調 …………………………………………… 63
運動性言語野（ブローカ野） …………………… 11
運動性失語（ブローカ失語） …………………… 77
運動麻痺 …………………………………………… 57

え
栄養血管塞栓術 …………………………………… 160
嚥下障害 …………………………………………… 89
嚥下障害のケア …………………………………… 92
嚥下造影検査（VF） ……………………… 22、32
嚥下内視鏡検査（VE） …………………… 22、32
延髄 ………………………………………………… 13
延髄外側症候群（ワレンベルグ症候群） ……… 92

お
嘔気・嘔吐 ………………………………… 53、56
オーバーシャンティング ………………………… 166
オーバードレナージ ……………………………… 126
温覚 ………………………………………………… 62

か
外頸動脈 …………………………………………… 14
外減圧術 …………………………………… 114、148
外傷性くも膜下出血 ……………………………… 155
外側膝状体（LGB） ……………………………… 81
改訂水飲みテスト ………………………………… 92
外転神経（VI） …………………………………… 19
外転神経麻痺 ……………………………………… 46
開頭クリッピング術 ………………… 123、133、180
開頭血腫除去術 …………………………………… 114
灰白質 ……………………………………………… 85
解離性脳動脈瘤 …………………………………… 130
過還流症候群 ……………………………………… 187
蝸牛 ………………………………………………… 74
拡散強調画像（DW1） …………………………… 26
下垂体腺腫 ………………………………………… 160

仮性球麻痺 ………………………………………… 91
滑車神経（VI） …………………………………… 19
滑車神経麻痺 ……………………………………… 46
感覚障害 …………………………………… 61、143
感覚性言語野（ウェルニッケ野） ……………… 11
感覚性失語（ウェルニッケ失語） ……………… 77
眼球の異常 ………………………………………… 46
環境調整 …………………………………………… 55
眼瞼下垂 …………………………………………… 46
関節可動域訓練（ROM訓練） ………………… 60
間接訓練 …………………………………………… 94
間接血行再建術 …………………………… 136、186
観念運動失行 ……………………………………… 70
観念失行 …………………………………………… 70
ガンマナイフ ……………………………………… 138
顔面神経（VII） …………………………………… 20
顔面麻痺 …………………………………………… 40

き
記憶障害 …………………………………… 66、68
偽腔 ………………………………………………… 144
キザミ食 …………………………………………… 93
キザミトロミ食 …………………………………… 93
機能性下垂体腺腫 ………………………………… 161
機能性腫瘍 ………………………………………… 160
記銘力障害 ………………………………………… 151
嗅神経（I） ……………………………………… 19
急性硬膜外血腫（AEDH） ……………………… 149
急性硬膜下血腫（ASDH） ……………………… 147
急性水頭症 ………………………………………… 119
球麻痺 ……………………………………………… 91
橋 …………………………………………………… 13
橋出血 ……………………………………………… 46
橋梗塞 ……………………………………………… 46
共同偏視 …………………………………… 46、112
緊張型頭痛 ………………………………………… 54

く
クッシング現象 …………………………………… 112
クッシング病 ……………………………………… 161
くも膜 ……………………………………… 117、155
くも膜下腔 ……………………………… 16、117、155
くも膜下出血 ……………………………………… 117
くも膜顆粒 ………………………………… 17、164
グリオーマ（神経膠腫） ………………………… 158
車イスへの移乗の介助 …………………………… 60
群発頭痛 …………………………………………… 54

け
経静脈的塞栓術（TVE） ………………………… 140
経蝶形骨洞到達法（Hardy手術） ……… 162、197
頸動脈狭窄症 ……………………………… 141、183
頸動脈超音波（エコー） ………………… 22、28
頸動脈ステント留置術（CAS） ………… 143、185
経動脈的塞栓術（TAE） ………………………… 140

頸動脈内膜剥離術（CEA） ……………… 143、184
頸部痛 ………………………………………… 145
痙攣発作 ……………………………………… 139
血圧管理 …………………………………… 56、112
血管内コイル塞栓術 …………… 123、133、181
血管内治療 …………………………………… 140
血栓回収療法 …………………………… 171、173
血栓溶解療法（rt-PA療法） ………… 105、171
ゲルストマン症候群 …………………… 68、69
減圧術 ………………………………………… 199
幻覚 …………………………………………… 85
言語障害 ……………………………………… 76
原発性脳腫瘍 …………………………… 157、158
健忘失語 ……………………………………… 77

降圧治療 ……………………………………… 146
降圧薬 ………………………………………… 113
構音障害 …………………………… 76、79、143
抗潰瘍保護薬（Ｈ２ブロッカー） ……… 113
後下小脳動脈（PICA） ……………………… 13
口腔 …………………………………………… 89
口腔ケア …………………………………… 56、94
抗痙攣薬 ……………………………………… 113
高血圧 ………………………………………… 109
抗血小板薬 …………………………………… 135
抗血小板療法 ………………………………… 143
後交通動脈 …………………………………… 15
高次運動野 …………………………………… 11
高次脳機能障害 ……………………………… 65
甲状腺刺激ホルモン（TSH）産生腫瘍 … 161
後大脳動脈 ………………………………… 12、14
交通性水頭症 ………………………………… 164
喉頭蓋 ………………………………………… 89
後頭葉 ………………………………………… 10
抗浮腫薬 ……………………………………… 113
硬膜 …………………………………………… 147
硬膜外血腫 …………………………………… 149
硬膜下血腫 ……………………………… 147、151
硬膜静脈洞 …………………………………… 15
硬膜動静脈瘻（dAVF） ……………………… 139
誤嚥 …………………………………………… 90
誤嚥性肺炎 …………………………………… 91
誤嚥予防 ……………………………………… 56
黒質 …………………………………………… 86
鼓膜 …………………………………………… 74

再出血 ………………………………………… 122
錯覚 …………………………………………… 85
三叉神経（Ⅴ） ……………………………… 19
散瞳 …………………………………………… 45
三半規管 ……………………………………… 74

視覚失認 ……………………………………… 66
視覚前野 ……………………………………… 11
視覚野 ………………………………………… 11
色彩失認 ……………………………………… 11
視交叉 ………………………………………… 19
視交叉圧迫 …………………………………… 161
視索 …………………………………………… 81
視床 …………………………………………… 112
視床下部 ……………………………………… 86
視床出血 ……………………………………… 46
自助具 ………………………………………… 60
視神経（Ⅱ） ………………………………… 19
視神経損傷 …………………………………… 163
姿勢保持 ……………………………………… 62
耳石 …………………………………………… 74
肢節運動失行 ………………………………… 70
失語 ……………………………… 66、71、76、143
失行 ……………………………………… 66、70
失算 …………………………………………… 69
失書 …………………………………………… 69
指鼻試験 ……………………………………… 63
視野障害 ……………………………………… 81
シャント機能不全 …………………………… 195
シャント感染 …………………………… 166、195
シャント術 ……………………… 128、166、194
重心動揺検査 ………………………………… 75
主幹動脈 ……………………………………… 130
粥種（プラーク） …………………………… 141
縮瞳 …………………………………………… 45
出血拡大予防 ………………………………… 113
術後出血 ………………………………… 190、191
腫瘍摘出術 …………………………………… 189
症候性頭蓋内出血 …………………………… 175
上行性テント切痕ヘルニア ………………… 200
上行性網様体賦活系 …………………… 85、86
上小脳動脈（SCA） ………………………… 13
踵膝試験 ……………………………………… 64
小脳 …………………………………………… 12
小脳出血 ……………………………………… 79
小脳性運動失調の評価法 …………………… 63
小脳虫部 ……………………………………… 12
小脳テント …………………………………… 200
小脳動脈 ……………………………………… 12
小脳半球 ……………………………………… 12
小脳扁桃ヘルニア …………………………… 200
除脳硬直 ……………………………………… 88
除皮質硬直 …………………………………… 88
自律神経 ……………………………………… 20
シルビウス溝 …………………………… 10、11
シルビウス裂 ………………………………… 165
神経学的徴候 ………………………………… 88
神経膠腫（グリオーマ） …………………… 158

INDEX

神経鞘腫 ………………………………… 158
心原性脳梗塞(塞栓)症 ………… 99、100
浸透圧利尿薬 …………………………… 113
深部感覚 …………………………………… 62
深部静脈 ………………………………… 138
深部静脈血栓症 ………………………… 182

す 髄液 ……………………………… 17、164
髄液圧 ……………………………………… 17
髄液腔 …………………………………… 194
髄液排除試験 …………………………… 165
髄液鼻漏 …………………………… 163、198
髄液量 …………………………………… 125
遂行機能障害 …………………… 66、71
錐体交叉 ………………………………… 57
錐体路(皮質脊髄路) ………………… 57
水頭症 …………………… 17、127、164
髄膜腫 …………………………………… 158
頭痛 ………………………………………… 53
スパズム ………………………………… 126

せ 生活習慣病 ……………………………… 142
正常圧水頭症 …………………… 164、165
成長ホルモン(GH)産生腫瘍 ……… 161
脊髄 ………………………………… 13、17
脊髄視床路 ………………………………… 61
舌咽神経(Ⅸ) …………………………… 20
舌下神経(Ⅻ) …………………………… 20
摂食・嚥下のステージ ………………… 90
前下小脳動脈(AICA) ………………… 13
前交通動脈 ……………………………… 15
全失語 …………………………………… 77
浅側頭動脈-中大脳動脈吻合術 …… 186
穿刺部出血・血腫形成 ………………… 182
全身的薬物投与 ………………………… 127
前大脳動脈 ……………………………… 14
先端巨大症 ……………………………… 161
穿通枝 …………………………………… 100
穿頭洗浄術 ……………………… 152、192
前頭葉 …………………………………… 10
前頭連合野 ……………………………… 11

そ 造影剤アレルギー ……………………… 182
総頸動脈 ………………………………… 14
相貌失認 ………………………………… 11
側頭葉 …………………………………… 10
側頭連合野 ……………………………… 11
側脳室 …………………………………… 16
続発性正常圧水頭症 …………………… 165
側副血行路 ……………………………… 134

た 体位変換 ………………………………… 62
退院指導 ………………………………… 188
大後頭孔 ………………………………… 200
大後頭孔ヘルニア ……………………… 200
対光反射 ………………………………… 45
第3脳室 ………………………………… 16
帯状回ヘルニア ………………………… 200
体性感覚野 ……………………………… 11
対側損傷 ………………………………… 153
大脳 ……………………………………… 10
大脳鎌 …………………………………… 200
大脳鎌ヘルニア ………………………… 200
大脳基底核 ……………………………… 85
大脳皮質 ………………………………… 85
第4脳室 ………………………………… 189
タップテスト …………………………… 165
単語カード ……………………………… 43

ち チェーンストーク呼吸 ………………… 87
注意障害 …………………………… 66、67
中心溝 …………………………… 10、11
中枢神経系悪性リンパ腫 ……………… 158
中枢性めまい ……………………… 72、73
中大脳動脈 ………………………… 14、15
中脳 ……………………………………… 13
中脳水道 ………………………………… 16
聴覚周辺野 ……………………………… 11
直接訓練 ………………………………… 92
直接血行再建術 ………………… 136、186

つ 椎骨動脈 ………………………………… 14
椎骨脳底動脈 ……………………… 14、15
椎骨脳底動脈循環不全 ………………… 74
痛覚 ………………………………… 11、62

て 低髄液圧症候群 ………………………… 16
転移性脳腫瘍 …………………… 157、158
てんかん ………………………………… 153
テント …………………………… 12、189
テント切痕ヘルニア …………………… 200

と 頭蓋骨骨折 ……………………………… 23
頭蓋内圧 ………………………………… 112
頭蓋内圧亢進 …………………………… 112
頭蓋内圧亢進症状 ……………………… 112
頭蓋内出血 ……………………………… 106
動眼神経(Ⅲ) …………………………… 19
動眼神経麻痺 …………………………… 46
瞳孔の見方 ……………………………… 45
頭頂葉 …………………………………… 10
頭頂連合野 ……………………………… 11
頭部外傷 ………………………… 147、153、155

頭部外傷の外科的治療 …………………… 154
頭部血管造影（DSA）…………………… 22、30
動脈瘤の再破裂 …………………………… 122
同名半盲 ……………………………… 83、84
徒手筋力テスト（MMT）………………… 48
突然の激しい頭痛 ………………………… 119
特発性正常圧水頭症 ……………………… 165
凸レンズ型の高吸収域 …………………… 149
トリプルH療法 …………………………… 127
トルコ鞍 …………………………………… 162
ドレーン管理 …………………………124、190
ドレーンクランプ方法 …………………… 126
ドレナージ留置 …………………………… 127

な
内頸動脈 …………………………………… 14
内耳 ………………………………………… 74
内視鏡手術 ………………………………… 114
内耳神経（聴神経）（Ⅷ）………………… 20
ナイダス ……………………………110、137
内包後脚 …………………………………… 111
軟口蓋 ……………………………………… 89

に
乳汁漏出 …………………………………… 161
尿失禁 ……………………………………… 165
尿崩症 ………………………………163、198

の
脳 …………………………………… 10、14
脳回 ………………………………………… 10
脳幹 ………………………………… 12、13
脳局所症状 ………………………………… 190
脳血管撮影検査 …………………………… 145
脳血管障害 ………………………… 65、98
脳血管造影検査（アンギオ）……………… 103
脳血管攣縮 ………………………………… 126
脳溝 ………………………………………… 10
脳梗塞 …………………………… 20、98、171
脳挫傷 ……………………………………… 153
脳室ドレーン ……………………………… 123
脳出血 ……………………………………… 109
脳腫瘍 ……………………………………… 157
嚢状脳動脈瘤 ……………………………… 130
脳神経 ……………………………… 18、191
脳神経症状 ………………………………… 191
脳シンチグラフィー（SPECT）………… 22、29
脳脊髄液（髄液）…………………………… 16
脳脊髄液減少症 …………………………… 16
脳槽 ………………………………………… 121
脳槽撮影（FIESTA）……………………… 27
脳槽ドレーン ……………………………… 123
脳卒中 ……………………………………… 98
脳卒中の急性期 …………………………… 87
脳動静脈奇形（AVM）…………… 110、118、137

脳底動脈 …………………………… 13、14
脳動脈解離 ………………………………… 144
脳動脈瘤 …………………… 45、118、130、179
脳動脈瘤破裂 ……………………… 117、118
脳内頸動脈 ………………………………… 15
脳の画像検査 ……………………………… 22
脳の静脈 …………………………………… 15
脳の正中偏位（midline shift）………… 152
脳の動脈 …………………………………… 14
脳ヘルニア ………………………… 46、199

は
バイタルサイン …………………………… 87
バイパス手術 ……………………… 135、186
背面開放座位 ……………………………… 88
白質 ………………………………………… 85
バレー徴候 ………………………………… 58
半側空間無視（USN）……………… 66、69
反復唾液飲みテスト ……………………… 92

ひ
被殻 ………………………………………… 112
非機能性腫瘍 ……………………………… 160
鼻腔 ………………………………………… 89
非交通性水頭症 …………………………… 164
皮質下出血 ………………………………… 109
皮質脊髄路（錐体路）……………………… 57
ピンホール ………………………………… 46

ふ
副神経（ⅩⅠ）……………………………… 20
副腎皮質刺激ホルモン（ACTH）産生腫瘍 … 161
不顕性誤嚥 ………………………………… 91
フードテスト ……………………………… 92
プラーク（粥種）………………………… 141
ブルンストロームステージ ………… 58、59
ブローカ失語（運動性失語）……………… 77
ブローカ野（運動性言語野）……………… 11
プロラクチノーマ ………………………… 197
プロラクチン（PRL）産生腫瘍 ………… 161
プロラクチンホルモン異常 ……………… 197
分岐粥腫型梗塞（BAD）………………… 101

へ
平衡障害 …………………………………… 75
閉塞性水頭症 ……………………………… 127
壁内血腫 …………………………………… 144
ペナンブラ ………………………………… 171
片頭痛 ……………………………………… 53
片麻痺 ……………………………………… 57

ほ
放射線の副作用 …………………………… 182
歩行障害 …………………………………… 151
保存的治療 ………………………… 154、156
ホルネル（Horner）兆候 ………………… 46
ホルモン機能低下 ………………………… 198

ま マジャンディー孔 ……………………… 17
末梢循環不全 ……………………… 182
末梢神経 …………………………… 18
末梢性顔面神経麻痺 ……………… 20
末梢性めまい ……………… 72、74
麻痺 ………………………………… 143
満月様顔貌 ………………………… 161
慢性硬膜下血腫 …………………… 151

み 水抑制画像（FLAIR） ……………… 27
未破裂脳動脈瘤 …………………… 132
ミンガッチーニ徴候 ……………… 58

む 無月経症候群 ……………………… 161
無症候性脳梗塞 …………………… 101

め 迷走神経（X） …………………… 20
メニエール病 ……………………… 72
めまい ……………………………… 72

も 網膜 ………………………………… 81
もやもや病 ………………… 110、134
モンロー孔 ………………… 16、17

ゆ 優位半球 ………………… 10、76

よ 葉 …………………………………… 10
腰椎穿刺 …………………………… 195

ら ラクナ梗塞 ………………… 99、100

り 両耳側半盲 ………………… 83、160
良性腫瘍 ………………… 157、159
良性発作性頭位めまい …………… 74

る ルシュカ孔 ………………………… 17

れ 劣位半球 …………………………… 67

ろ ロンベルグ徴候 …………………… 63

わ ワレンベルグ症候群（延髄外側症候群） 92

欧文・数字

ABCD^{2}スコア …………………… 102
ADLの援助 ……………………… 59
AEDH（急性硬膜外血腫） ……… 149
AICA（前下小脳動脈） …………… 13
AIUEOTIPS（アイウエオチップス） … 86
ASDH（急性硬膜下血腫） ……… 147

AVM（脳動静脈奇形） ……… 110、118、137
BAD（分岐粥腫型梗塞） ………………… 101
CAS（頸動脈ステント留置術） …… 143、185
CEA（頸動脈内膜剥離術） ……… 143、184
CSDH（慢性硬膜下血腫） ………………… 151
CT（コンピュータ断層撮影） ……… 22、24
CTA（CTアンギオグラフィー） …… 22、25
dAVF（硬膜動静脈瘻） …………………… 139
DW1（拡散強調画像） …………………… 26
FAST ……………………………………… 102
FIESTA（脳槽撮影） …………………… 27
FLAIR（水抑制画像） …………………… 27
GCS（Glasgow Coma Scale） ………… 37
H2ブロッカー（抗潰瘍保護薬） ………… 113
Hardy手術（経蝶形骨洞到達法） … 162、197
Hunt and Kosnik分類 ………………… 120
JCS（Japan Come Scale） …………… 35
LGB（外側膝状体） ……………………… 81
midline shift（脳の正中偏位） ………… 152
MMT（徒手筋力テスト） ………………… 48
MRA（MRアンギオグラフィー） …… 22、27
MRI（磁気共鳴画像） …………… 22、26
mRS（modified Rankin Scale） ……… 47
NIHSS（NIH Stroke Scale） …………… 39
PICA（後下小脳動脈） ………………… 13
ROM訓練（関節可動域訓練） ………… 60
rt-PA療法（血栓溶解療法） …… 105、171
SCA（上小脳動脈） …………………… 13
SCU（Stroke Care Unit） …………… 172
Spetzler-Martin分類 ………………… 138
STA-MCA吻合術 ………………………… 186
T1強調画像 …………………………… 26
T2強調画像 …………………………… 26
T2*強調画像 …………………………… 26
TAE（trans-arterial embolization） … 140
TIA（一過性脳虚血発作） ……… 102、142
TICIグレード …………………………… 178
TVE（trans-venous embolization） … 140
USN（半側空間無視） …………… 66、69
WFNS分類 ……………………………… 120
X線検査 …………………………… 22、23
1次性頭痛 ……………………………… 53
2次性頭痛 ………………………… 53、54
3D-CTA …………………………… 121、141

監修者・著者一覧

●総監修者

森本将史 （横浜新都市脳神経外科病院 院長）

●著者

横浜新都市脳神経外科病院

Part1

森本将史 （脳神経外科医師　院長）

疋田ちよ恵 （脳神経外科医師　医長）

Part2

齋藤 誠 （画像診療部 副技師長　診療放射線技師）

橋本清美 （検査科 主任　臨床検査技師）

泰磨直子 （検査科 主任　臨床検査技師）

今井友城 （リハビリテーションセンター 係長　言語聴覚士）

Part3、5、6

川越千春 （看護部 看護師）

Part4

今井友城 （リハビリテーションセンター　係長　言語聴覚士）

鈴木　暁 （リハビリテーションセンター 技士長　理学療法士）

Part4、5

細見敬介 （看護部 看護師長）

Part4、5、6

飯塚さおり （看護部 看護師長　脳卒中リハビリテーション看護認定看護師）

富樫めぐみ （看護部 看護師長　脳卒中リハビリテーション看護認定看護師）

田中佐和子 （看護部 看護主任　脳卒中リハビリテーション看護認定看護師）

山口千鶴 （看護部 脳卒中リハビリテーション看護認定看護師）

古川智幸 （看護部 脳卒中リハビリテーション看護認定看護師）

執筆協力者

竹田幸太郎 （画像診療部 係長　診療放射線技師）

堀江亮太 （画像診療部 主任　診療放射線技師）

川崎雅弘 （画像診療部　主任　診療放射線技師）

湯瀬竜太 （画像診療部　主任　診療放射線技師）

久保亜矢子 （画像診療部　主任　診療放射線技師）

山口聖子 （看護部 看護部長　緩和ケア認定看護師）

監修・執筆

横浜新都市脳神経外科病院

神奈川県横浜市青葉区。脳卒中治療の実績では、県内でトップ、全国でも有数の脳外科専門病院。厚労省公認の脳卒中集中治療室（SCU）18床は全国屈指で、多くのナースがSCU経験を積めるようになっている。「チーム新都市」を合言葉に、医師との連携によるナース教育システムも確立されており、ナースの学会活動にも精力的に取り組み、全国から脳外科希望のナースが集まってきている。（執筆者一覧は207ページ）
https://www.yokohama-shintoshi.jp/

総監修

森本将史（もりもと・まさふみ）

横浜新都市脳神経外科病院院長。京都大学医学部卒業後、国立循環器病研究センター、ベルギーLeuven大学などで手術と研究の研鑽を積み、現職に至る。専門分野である脳卒中疾患においては、日本でも有数の実績がある専門病院の施設長として、日々脳外科手術を行いながら、その一方では、「チーム医療」の重要性を説き、看護師だけにとどまらず、リハビリ技師やその他のパラメデイカルも巻き込んで「チーム新都市」として質の高い医療の提供に情熱を注いでいる。

Staff
イラスト・まんが　パント大吉
編集・執筆協力　内藤綾子
校正　大塚直子（夢の本棚社）
デザイン・DTP　熊谷昭典（SPAIS）　佐藤ひろみ
編集制作　株式会社童夢
編集担当　田丸智子（ナツメ出版企画株式会社）

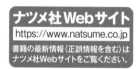

ナツメ社Webサイト
https://www.natsume.co.jp
書籍の最新情報（正誤情報を含む）はナツメ社Webサイトをご覧ください。

これならわかる！　脳神経外科の看護ケア

2021年2月8日　初版発行
2024年8月1日　第4刷発行

監修・執筆　横浜新都市脳神経外科病院
©Yokohamashintoshi Neurosurgical Hospital, 2021
総監修者　森本将史
Morimoto Masafumi, 2021
発行者　田村正隆

発行所　株式会社ナツメ社
東京都千代田区神田神保町1-52　ナツメ社ビル1F（〒101-0051）
電話 03-3291-1257（代表）　FAX 03-3291-5761
振替 00130-1-58661

制　作　ナツメ出版企画株式会社
東京都千代田区神田神保町1-52　ナツメ社ビル3F（〒101-0051）
電話 03-3295-3921（代表）

印刷所　ラン印刷社

ISBN978-4-8163-6928-5　Printed in Japan

〈定価はカバーに表示してあります〉
〈落丁・乱丁本はお取り替えします〉
本書の一部または全部を著作権法で定められている範囲を超え、ナツメ出版企画株式会社に無断で複写、複製、転載、データファイル化することを禁じます。

本書に関するお問い合わせは、書名・発行日・該当ページを明記の上、下記のいずれかの方法にてお送りください。電話でのお問い合わせはお受けしておりません。
・ナツメ社webサイトの問い合わせフォーム
https://www.natsume.co.jp/contact
・FAX（03-3291-1305）
・郵送（左記、ナツメ出版企画株式会社宛て）
なお、回答までに日にちをいただく場合があります。正誤のお問い合わせ以外の書籍内容に関する解説・個別の相談は行っておりません。あらかじめご了承ください。